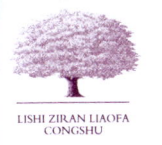

李振军 ◆ 著

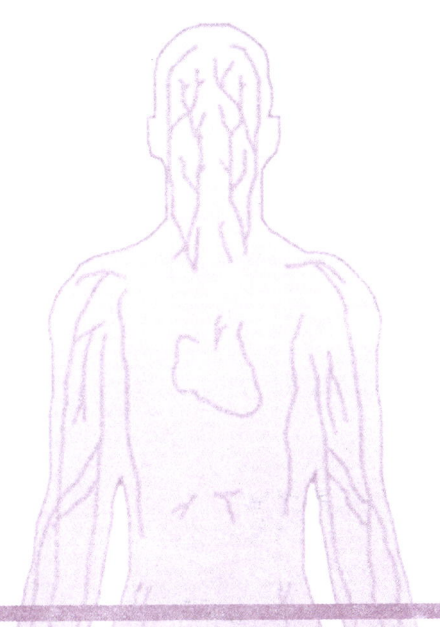

李氏自然疗法丛书·之二

走出健康认知的误区

ZOUCHU
JIANKANG
RENZHI
DE
WUQU

山西出版集团
山西人民出版社

图书在版编目（CIP）数据

走出健康认知的误区/李振军著.—太原：山西人民出版社，2009.10（2010.2重印）
（李氏自然疗法丛书；2）
ISBN 978-7-203-06610-1

Ⅰ.走… Ⅱ.李… Ⅲ.保健—基本知识 Ⅳ.R161

中国版本图书馆 CIP 数据核字（2009）第 178449 号

走出健康认知的误区

著　　者：李振军	绘图者：姚淑芳
责任编辑：赵世莲	
装帧设计：杜厚勤	

出 版 者：山西出版集团·山西人民出版社
地　　址：太原市建设南路21号
邮　　编：030012
发行营销：0351-4922220　4955996　4956039
　　　　　0351-4922127（传真）　4956038（邮购）
E-mail：　sxskcb@163.com　发行部
　　　　　sxskcb@126.com　总编室
网　　址：www.sxskcb.com
经 销 者：山西出版集团·山西人民出版社
承 印 者：太原达益印刷厂
开　　本：850mm×1168mm　1/32
印　　张：9.5
字　　数：148千字
印　　数：50001－70000 册
版　　次：2009年10月第1版
印　　次：2010年2月第3次印刷
书　　号：ISBN 978-7-203-06610-1
定　　价：18.00元

如有印装质量问题请与本社联系调换

六、误区之六……………………………（72）
　　七、误区之七……………………………（73）
　　八、误区之八……………………………（75）
　　九、误区之九……………………………（80）
　　十、误区之十……………………………（83）
误与悟………………………………………（87）
　　一、悟的重要……………………………（87）
　　二、从生活方面而言……………………（98）
　　三、对家事而言…………………………（101）
　　四、在恋爱方面…………………………（102）
　　五、对孩子与老人………………………（102）
　　六、对待金钱……………………………（104）
　　七、为人处事时…………………………（105）
　　八、有关健康的话………………………（108）

人生"五门功课"中的误区

人生"五门功课"（吃喝拉撒睡）前言………（112）
吃的误区……………………………………（119）
　　一、吃的规范……………………………（119）

二、吃的误区……………………………………(130)

三、质的误区……………………………………(138)

四、饮食无常……………………………………(142)

饮的误区……………………………………………(148)

一、误区之一……………………………………(149)

二、误区之二……………………………………(150)

三、误区之三……………………………………(150)

四、误区之四……………………………………(151)

五、误区之五……………………………………(151)

六、误区之六……………………………………(152)

七、误区之七……………………………………(153)

大便的误区…………………………………………(156)

一、便秘的危害性大……………………………(162)

二、便秘的影响面大……………………………(164)

三、便秘与呼吸系统的疾病……………………(165)

四、便秘和昏迷的人……………………………(166)

五、便秘和高烧…………………………………(166)

六、便秘与消化不良,小儿食积…………………(167)

七、便秘和肝肾…………………………………(167)

八、便秘和痔疮…………………………………(167)

小便的误区……………………………………（171）

  一、内因：肾司二便 …………………………（172）

  二、男性的前列腺，女性的更年期 ………（173）

  三、其他脏腑病变的原因……………………（174）

睡眠的误区……………………………………（186）

  一、话说睡眠……………………………………（186）

  二、影响睡眠常见的一些原因………………（187）

  三、睡眠的重要性及失眠的危害性………（201）

  四、失眠临床表现的各种症状………………（203）

  五、医学对失眠的论述及中医对失眠的分型

   ………………………………………………（205）

  六、睡眠关键的三个字…………………………（206）

  七、睡眠中的误区………………………………（209）

运用自然疗法（三部曲）中出现的误区

一、概述……………………………………………（223）

二、做第二部曲（泡脚）时的误区……………（224）

三、做第三部曲（推肚子）时的误区…………（243）

四、做第一部曲（晨起五步操）时的提示………（253）

中风自我康复八法

一、对中风病的总述及对策……………………（256）
二、中风自我康复八法分解……………………（261）
　1. 时间及分型 ……………………………（261）
　2. 颈头部分三处：颈椎、半边头、百会穴 …（263）
　3. 上肢分为两部分：肩、手和肘 …………（269）
　4. 腰胯部位为八法中的第六法 ……………（274）
　5. 下肢部位：膝的活动为第七法 …………（276）
　6. 大脚趾的按摩，八法中的最后一法 ……（282）
　7. 病例简介 ………………………………（284）
　8. 中风病常见的几个误区 ………………（286）

跋——编辑此丛书的缘起 ……………………（288）

作者的话

《李氏自我养生康复法》这本处女作于2006年11月出版至今，在社会上产生了出乎意料的反响。几百人排长队十本、八本的买，送给家人，送给亲属，送给同事、同学和朋友。单位购买送给职工，山西省人民政府出资购买发给农村流动书屋。此书发行至国内各省市和香港、台湾地区。还流传到美国及英、法、德和东南亚等十多个国家。

书中介绍的知识和方法受到了人们普遍的关注，特别是那些体弱多病的老年朋友，通过学做三部曲、五步操，在较短时间内他们的几种病或十几种甚至三十多种的病症都得到不同程度的减轻或消失，现在他们反馈："吃得香，睡得着，大小便通畅，心情好，浑身轻松，也不再感冒了。"许多人去医院看病的次数越来越少了，医院不去住了，液不再输了，长年离不开药的人也大大减少了，有的干脆就不需要服药了。减少了医药费的开支，减少了药源性的疾病，减少了病痛的折磨，减轻了家庭的负担，他们的健康水平得到了提高，生活质量得到了提高，他们高兴地说："这回找到了一把健康的金钥匙。"可喜的是中年和青少年朋友也开始逐渐加入到这个队伍中来，有用此法康复疾病的，有用来预防保健的，有用来养生延年益寿的，还有用来美容、美发、美肤和减肥的。

更多的人是自身的疾病得到控制，如高血压、高血脂症、中风、脂肪肝、冠心病、糖尿病、风湿性关节病、肠胃病、失眠、便秘等这些常见病和多发病，取得的效果往往让他们自己都不敢相信，但医院的检测结果又是白纸黑字，有的又去其他医院再次检查验证，结果是一致的。他们都感到惊喜，这么简单的方法，这么快的速度怎么会产生这样的效果？中医治疗效果见效慢的偏见正在人们的意识中得到扭转，他们深感中国传统医学的博大精深。

这一切一扫了我当初的担忧。当我了解到有人把书中的一些章节还能背诵下来；当我看到北京一位75岁的老干部孙老先生，用小楷毛笔把全书抄写了一遍，更令我兴奋不已。欣慰之余，我首先想到的是当初要不是山西人民出版社资深编辑赵世莲女士，以她职业的敏感,社会的责任心,执著的热情,耐心地对我启发、引导、鼓励和鞭策,这本书是绝对不可能问世的。

我行医临床四十余年,看到和想到人们的许多病是可以不得的,许多病是可以不吃药、不输液,不需做手术的,许多人是可以不死的,但悲剧却屡屡发生,而且还在不断地发生。其原因就是缺乏科学的知识,更缺乏措施和方法,更为关键重要的是健康观念问题,许多人没有防范意识和保健意识,一旦得病只有三靠:靠医院、靠医生、靠吃药输液。这种情况还算不错的,有病知道去医院,更有一部分人采取的是有病顶、扛、拖。自恃身体不错,不在乎,心想一顶就过去了,没顶过去就扛上了,忍受着疾病的痛苦,就这样把小病拖成了大病。我们提倡做聪明人要"三自"、"三投"、"四每"。三自是:自防、自查、自调;三投是:给健康投时间、投精力、投资金;四每是:每天给健康加餐,每天给生命加动力,每天清理体内垃圾,每天加固身体防护栏。把被动的治转变为主动的防、主动的调;把"预防为主"这句口号填补上实质的具体内容,并细化到吃、喝、拉、撒、睡的人生"五门功课"之中。因为我国患病的根由60%是我们自身的原因造成的:饮食不科学、生活不规律、不良的嗜好。"五门功课"做得不好,又占了60%的绝大部分。全民的健康只靠政府增长投资、只靠调动医院和医生的积极性是不够的,每个人都对自身的健康负起责任来,问题的解决就容易得多了。三个积极性形成合力,各负其责、各司其职,逐步建立和形成具有中国特色的医疗保障体系,才是出路。因为只有这样不仅能很好地解决我国13亿人的健康问题,也必将对世界人民的健康做出我们的贡献。

英国皇家学院的一位中国籍院士在写给我的信中对书名中"自我"二字,给予充分的肯定,更坚定了我的方向和目标。实践也验证了"自我"二字的效应。我把在临床中发现的记忆力减退脑萎缩百会穴有坑通过电台广播告知大家,很多老年朋友就马上自查,知道了这个坑的大小、深浅与软硬和病情有关,坑越大、越深、越软,病情越重。再教给大家怎样去按摩百会穴,他们反映每次按摩后都感到头清眼亮,记忆力在不断增强,三至六个月坑被按平了。越发现的早就越好,减少了老年人患脑萎缩20%的几率。也给世界医学界对脑萎缩无法可医、无药可治带来了一线光明和希望。

头上"血压点"也是我在临床实践中多年观察验证

后的发现。高血压患者在按摩后给了高度的评价,说它比服降压药还灵还快。按摩10~20分钟后就会感到头清眼亮非常舒服,按摩后收缩压一般都能降下10~20毫米汞柱,敏感的效果好的还能降下30~50毫米汞柱,如果再结合整体调整的综合自然疗法,许多人不再服降压药,血压保持正常或接近正常。血压点不仅有降压作用,我还发现对偏头痛、神经血管性头痛及美尼尔综合症也有非常好的效果。我发现的手上心脏点,其反映就更加强烈了,通过自我按摩解决了胸闷、胸憋、疼痛和气短,在较短的时间内症状减轻或消失了,心脏早搏的许多人反应消失了,房颤的也有反应好的。心脏病发作时还可以救急,这些人逃过一劫后有写感谢信的,有送锦旗的,还有的下跪磕头感谢救命之恩。我们提倡的是预防,三十岁过后随时随地的去按,提早做好心脏的保健和预防是非常必要的。

我越来越深刻地领会到"科学发展观"这句话的重要意义。传统中医要发展要创新,就要跟上历史的发展,社会的进步,这是对中医最好的保护和继承。通过宣传和普及让它深深扎根于百姓之中,让知识和方法为百姓服务,让百姓一听就懂,一看就会,一做还灵,用实效来改变人们的观念是最有效的弘扬和传承中医文化。很多人看了第一册书后急等着第二册书的问世,但大家却不知我学识浅底子薄,一介"草医",写书对我来说,就是一项极限的挑战。但现在已无退路,不由地想起祖父在世时和我讲的一句话:"你一旦选择这一行,那就是善门难开,善门难闭。"现在才明白这句话的含义,不能让大家失望。我只能在每天给北京广播电台、山西广播电台近两个小时的讲座直播和每周给大同电台的讲座直播之余,抓紧时间来写。因水平确实有限,反反复复地修改,有的干脆就重写,尽管这样,有些内容自己看了还不十分满意。但不能再拖了,丑媳妇好歹都要见公婆的,就让大家来批评指正吧,这一册所写的中心主题就是"误"与"悟"。实际上有些地方我还没悟明白,写出来让大家一起来悟吧。

在此感谢可爱的读者、可敬的责编赵女士和山西人民出版社,也感谢曾帮助过我的所有朋友。特别感谢我的妻子和女儿,她们给了我鼎力的帮助支持和鼓励。最后一句:谢谢大家!

作者:李振军

2009年8月12日

·几个专题谈误区·

有感于"千万不要死于无知"

世界卫生组织告诫我们"千万不要死于无知"。我从医临床四十余载,耳闻目睹,深知这句话的分量,的确是点中了要害。无知就是不知道、不了解、不清楚。当然在实际现实中其程度是不尽相同的,有的无知达到了愚昧的程度,有的则是不十分知晓。按常理讲人应该对自身了解,但人是一部非常复杂的机体,生理病理都是一门很深的学问,也就是人体科学,人不可能都去学医,就是医学科研部门也都无法完全彻底地了解清楚人类本身的科学,更谈不上把所有的疾病都解决好了。

一、耳闻目睹"无知"付出的沉重代价

"千万不要死于无知"所指的又是什么呢?这句话谈到是一个字"死",两个字"无知",把死与无知联系在一起,其意义就不难理解了。死就是没命了,命都没

了那就什么也没了,所以就是人生最重要的问题了。这么一个人生最重要的问题,那这宝贵的生命又是因何而失去的呢?是无知!是不是每一个人都曾认真地思考过呢?不同的世界观、不同的人生观和不同的信仰,对这个死都会有不同的解释理解,我们在这里讨论的不是这个哲学范畴的话题,而是对一般人的身体健康来讲,仔细认真地考虑过吗?我们在这里也不去讨论自然的死亡,而是讨论那些本不该死,就是说可以不死却死了;本可以避免的死亡,却发生了;没有想到会死却死掉了。这样的死亡在我们身边是常有发生的,这使我们许多人都感觉到了可怕、惋惜、后悔。之所以会有这样的感叹,都因为有"如果"的因素在内:如果早一点发现,如果早一点采取措施,如果改掉不科学的生活方式,如果懂一点这方面的知识,如果警惕性多点,如果懂得防范,如果……可常常是泪水伴着亲人呼号,释放着失去亲人的哀痛与懊悔。

许多人轻而易举地失去了宝贵的生命,造成了一个无法挽回的悲惨结局"死"。当人们冷静下来,分析其关键的根本的原因,高度地概括就两个字:"无知"。如果能多一点自我保护的意识和知识,多一点预防的知识,多一点不祥征兆的知识,多一点正确的急救知识，就会减少许多不必要的悲剧发生。

中央电视台曾播过四个人相伴过马路，其中两个人和飞驶过来的汽车抢道，结果没有抢过汽车，被汽车撞飞了。摄像头记下了这惨不忍睹的一幕，瞬间生命完结。如果对交通规则知道掌握得牢一点，红灯停，绿灯行，无车再通行；宁等一分钟，不抢几秒钟，就不至于有如此死亡的结局，如果他们真将规章用在实际行动中，就不会抢这几步了。

酒后不能开车，可就有人无视法规，害了自己坑了别人。据有关资料统计，自从有了汽车，死伤的人比两次世界大战加在一起死亡的人数还要多。知道了就要防，走人行道或靠边走，因为不是你撞他，而是他不小心会撞你。

打个手机还会死人吗？如果不是眼见谁也不会相信，那又是怎么死的呢？还是两个字"无知"。2004年我在吉林市，一天下雨还伴有不断的雷声，一会儿人群骚动，说那边死人了。说书的有句话"无巧不成书"，还真应了这句话。一位女士在雨中行，这时手机响了，刚拿起手机通话，脚正踏在路上的铁井盖上，恰巧头上"咔啦"一个雷声，一场悲剧就这样发生了。热心的人纷纷打120送她到医院，实际人早已死了，衣服都被烧焦了。

我小时候的一个朋友,结婚后孩子都10岁左右了,妻子患有气管炎,工作又比较累,家庭婆媳不和,病情不断发展,一天突然休克,我的这位朋友一着急就背着妻子下了六楼。后来他告诉我在背着下楼时裤子尿湿了,到医院人已经死了。他当然不会知道心脏停跳只有4~5分钟的抢救时间,失去了这宝贵的4~5分钟,就等于失去了生命;更不懂得这样的病人是不可以轻易搬动的,如何抢救那就更不知道了。

2007年山西榆次的一位70多岁的老先生去女儿家串门,不料被热情的亲家留下住宿,他有心脏病又没带药,不想住,但经不住亲家公的挽留,喝酒吃饭叙家常到了夜12点,入睡后凌晨3点出现心脏不适,心想这回要坏事,在无计可施时,突然想起我在电台的自然疗法节目中介绍了按摩手上心脏点,他静心凝神按摩了20分钟后化险为夷。事后,他感激万分,特制作了一面锦旗,当我接过这面锦旗时不料想他双膝跪下,口称救命恩人。如何行此大礼?我感到有些奇怪,被我救活的人很多,如此这般确实有些不解。原来在他发病的前一天,他村里的一个比他还年轻却和他是一样病的人,也是晚上说胸部有些疼痛,老伴就给他找了两片"止痛片",服下后让他躺着,第二天睡醒后一看,老头不知什么时候早就断了气。一桩桩一件件使人听后非常地惋惜。然而昨天发生让人惋惜的事,今天仍然在发生,明天又如何呢?让更多的人清楚明白和知道,就会少发生一些。加大宣传力度,尊重科学,注意学习,提高自我保护的意识,珍惜生命,这是关键所在。

二、知识是人生最大的财富,健康是人生最大的本钱

我理解"千万不要死于无知"就是千万要学习知识,要知道知识是人生最大的财富,健康的生命是人生最大的本钱,要知道威胁人类健康和生命的因素是方方面面的。东南亚的一场海啸夺去了二十多万人的生命,但其中有一件事让人不可以忘怀:有英国的母女俩到东南亚旅游,恰逢这天就在海边,看到海滩边上到处都是翻滚的泡泡,女儿就和母亲说:在课堂上老师讲如果海边出现这样的现象就是海啸的征兆。母亲回答说:"那我们就回去吧。"说完母女转身往回返,走了一段又回过头去望海,发现还有许多人在欣赏这大海的奇特景象,母女俩想到了这些人的安全,于是又返回海边,召唤所有的人撤离,告诉他们将有海啸发生。当她们刚刚撤到高地后,海啸无情地吞噬了许多人,母女俩及被她们召唤回来的生命得以安然无恙,这位英国10岁女童蒂莉,救了三百余人。在这一刻我对"无知"与"有知","生"与"死"之间的关系,"千万不要死于无知"的叮嘱更掂出了它的重量了。"知识就是财富""知识就是力量"。这两句话知道的人比较多,知识使人聪明,知识减少愚昧,这个道理人们也都清楚。然而知识是健康,知识是生命却很少有人谈起。生命、健康是人生最重要的问题,知识也是人生最关注的问题,但很少有人把人生最重要的问题和人生最关注的问题紧密地联系在一起。难道这不是人生最大误区之一吗?"千万不要死于无知"! 就是一个有力的呼吁,如同对我们拉响了警笛。

年年一到冬季生炉子取暖,就有许多人中煤气而死亡;每年一到夏天去河里游泳,溺水事件就会发生;每年因被猫狗咬伤而致狂犬病者,发作必死无疑,死亡率高居榜首;因吃所致的"富贵病"也就是"垃圾病"患者,患上高血脂、肥胖病、高血压病、糖尿病、心血管病、脑血管病的人,首次超过了因饥饿、营养不良而死亡的人数,这是全世界的统计,是摆在全人类面前的一个不争的事实;中国人每年因吸烟要死掉上百万人,因吃药过敏中毒的每年要死亡二十万人左右。不需要再举这些让人不寒而栗的更多数字,年年如此就如是"前仆后继",有许多人为这样的死哀叹太可惜了。有的人会讲这样死太没有意义和价值了。但这就是今天的现实,是触目惊心的事实,它又能唤起多少人的警惕呢?什么时候才能结束这样的"前仆后继"呢?

因"无知"造成了许多人无谓的死亡,因"无知"造成疾病发生的数字就更大了。我国因自身不科学的生活方式造成疾病发生的占疾病发病总数的60%。

"千万不要"和"千万要","死亡"和"生存","无知"和"有知",不多的几个字,不同相反的两个意义,把我对联合国卫生组织提出的这句话的感悟和认识与大家交流,并作为这本书的开头篇,揭示健康误区,引起大家的警觉。如果能引起大家的深思,这本书写的也就值了。

· 几个专题谈误区·

治与调的误区

在论述治与调的认识误区时,首先需要提到的是当前人们有病只治不调的倾向,其严重性已经发展至相当严重的程度。有关治与调,在我国民间实际上是早有定论,我们需要还原遵循前人积累总结出来的精辟认识,那就是"三分治,七分调"。这简单的六个字,有着丰富的内涵,是前人给我们留下的宝贵财富。更确切地讲,这句话是前人看待身体(自身)、认识疾病以及采取什么样的方法去还原健康的精辟概述。他们通过实践而总结的经验告诉后人,也就是为我们指出了传承中华民族医学文化的一条明路。

然而,对待如此重要具有指示性的名言,我们却忽视了、遗忘了、走偏了。有的人甚至唱起了反调,声称:"我找名医吃药治都治不好,还能调好?"这一句话就道出了他们对祖国医学认识的误区——不相信

· 治与调的误区 ·

"调"竟然也能使疾病远离。这一现象特别是在中青年人群中尤为突显。这无疑是对中国传统医学的一次重大挑战。因为我认为"调"对身体健康,对疾病发生的减少,对疾病的减轻和康复,对延年益寿的作用和效果有极其重要的和根本的意义。然而,我们中的许多人对此却全然不知或知之甚少,导致思想观念上对"调"非常地淡薄和无知。

前贤哲人讲,有病需要"三分治,七分调"。我们把这句话重新着重地提出来供大家讨论和认识。当用这句祖训对照人们的认识和做法时,你就会惊讶地发现"这差距咋就这么大呢"?是的。现代人有病就知道治——有病就去医院找大夫开药吃。这种药不见效或有反应就换另外的药来吃;或认为这个大夫不行就换另一个大夫,这个医院不行就换另一家医院,吃药不行就输液,输液不行就手术,有病乱投医,东撞一头西碰一壁,始终就围绕"治"这个中心,丝毫也没有想到"调"。但没有人会说这"治"有什么不妥,有什么错,只是认为没找到好医生,没找到对症的药。这就不难看出,现在许多人不是"三分治"而是十分治。本应占据"七分调"的份额几乎一份都没有了。这样的认识,这样的做法又会造成什么后果,又会出现什么现象呢?

太值得我们深思了!

什么性质的疾病应该治,什么性质的疾病应该调,在疾病发展的什么阶段应该治,什么阶段应该调,这都应了解、分析,而后采取不同的治或调,或治调相结合的手段。然而我们现代人不去分析。有病,不管什么病就是一个字"治"。

那么前人为什么对疾病把治和调放在一个层面来认识,并把治与调三七开,还将调的比重设定为七分呢?下面我就谈一下对它的认识:

一、先从治与调对疾病同等重要来分析

疾病的发生、发展及形成不外乎内因和外因。"正气存内,邪不可干;邪之所凑,其气必虚。"外邪之所以能侵入我们的肌体,是因为它冲破了人体的抵御防线,人因此才患病。如果城池坚固、抵抗能力强,用现代话讲免疫力高;按祖国医学讲气血和、经络通、阴阳平衡、脏腑的功能正常健康地运作,那人就不容易得病。而一旦得病则说明我们的这些功能紊乱了或降低了。实际上,气血也好,阴阳也好,都需要调,而无需治。功能调好了,即使有病,那也是正气足一分,病气就退一分。然而患病是因为防范不力,或根本没有防范,因此病邪乘虚而入,才发生了疾病。而人们恰恰都是等疾病上了身以后才开始重视,才去治。殊不知这"治"只是在"防"、"调"之后对抗疾病的"末招",而且是不得已而为之的招架之招,是滞后的一种补救措施(突发意外的疾病不在此讨论之列)。

由此可以看出,"治"仅仅是对已经形成了的疾病和产生的症状有作用。但是"调"则是对得病的内因基础或根源起到更灵活和广泛的效果。换句话说,"治"是针对人得的病,"调"是针对得病的人。即便需要治的病也离不开调,"急则治标,缓则治本",治本就是调理身体。内调外治,缺一不可,对疾病的康复同等重要。

二、就人体而言"治"与"调"的辨证

"病气退,正气始复";"正气足一分,病气退一分"——这两句话对了解"治"与"调"的内涵非常重要。

正与邪就好比是矛与盾。正气足是健康的一个基础和标志,邪是中医对导致人体患病的诱因的总称。从中医的角度讲,不论是治还是调,它的目标和做法都应围绕着去邪扶正这个中心。

"治"是去邪去病。病去了,也就是影响人体功能正常运行的障碍祛除了,人体的功能得到了恢复,因此人才能康复。"调"的内涵不是针对病邪的,而是就人体减弱或紊乱的功能而言的。由于人体功能的紊乱

和降低而导致了"虚",病邪才会乘虚而入。"调"就是调整肌体的功能,变"虚"为强,也就是"扶正"。那么,在疾病的康复中到底是应该去邪呢,还是扶正呢,还是一边扶正一边去邪呢?我认为,不论是治或是调,还是治调结合都离不开对正邪的辨证:

人们有病只知道治,不清楚调对疾病有什么重要意义和作用。比如常见的感冒,有的人总患感冒,非常频繁,一着点风受点凉就感冒了;还有些人周围只要有人患感冒了,他马上也加入进去,从不漏空。中医将这类情况称为因虚致病。"虚"从根本意义上讲是人体脏腑功能、气血功能的降低,或长期处于低于正常人的水平。不难想象,这类虚症的人群就会成为小病不断的人群。要从根本上去除这个"虚症",也就是必然要调节人体脏腑功能、气血功能,增强肌体的抗病能力,也就是现代人常讲的增强免疫力,免疫力得到了增强就不容易发生感冒了。因此,"调"不是直接去干预感冒,而是通过"调",把感染感冒的内因从根本上做了调整和增强。它虽然没有直接作用于感冒这个病的本身,但它却加固了人体的防护自卫,使人不再易感,于是感冒就被肌体自然地抵抗住了。这是调的独到之处。换句话来讲,这不是治病技术而是艺术,是变

·治与调的误区·

被动为主动。我们只举感冒这一个例子。临床上因虚致病的还有许多其他疾病,希望大家能举一反三。

反过来我们再对"治"做进一步的剖析。有许多病通过治疗被祛掉了,检查正常了,按理说应该健康了,可实际上是这样吗?许多患者的情况并非如此。既然病治好了,就应该舒服了、痛快了、精神了,可为什么感觉还是不行呢?当问到大夫时,大夫会说还需要养一段,这又是什么意思呢?实际上,通过治疗疾病要达到康复需要两个重要环节:一是通过治把病祛除了;二是要把疾病对人体功能的损伤修复调理好。这就说明不是把病祛掉了人就康复了。病人还需要通过调剂饮食、逐步调整运动量、调节心理和情绪;通过多方面调理,修复被疾病所伤害的肌体的各种功能;同时也调整、消除因治对身体造成的创伤和不良影响来使自己完全康复。这里大夫讲的还需要养一段的这个"养"字就是"调养",可能是因为一句话太简单了,往往使患者放松了对自觉、主动和有针对性科学调养的重视,反而是简单地依靠患者自身功能的修复,这样就使恢复的时间拉得相对比较长一些。这道环节的缺失,从医患两方面都应该补上。因为"治"与"调"对疾病的彻底康复同等重要,缺一不可。认清"调"的这一重要环节和作用,不仅仅需要对所提出来的康复问题进行有效的解决,也不单单是把调的方法和措施完善地推出来,我认为最主要是观念上的改变,充分认识"调"的重要意义和作用。

三、三分治,七分调

生活中我们常常会发现有许多人,尤其是年轻人钟情于外来的文化,不加分析地去效仿什么刺激、浪漫、潇洒、惊险之类的事物,快餐、夜生活、风险投资等等冲击着我们的生活。西方的一些新时尚正在悄然地改变着我们的生活观念与生活规律。渐渐地有人也开始对我们先辈留下的古训质疑,觉得它们已经不适应这个时代。取而代之的是一味地、无度地和不计后果地追求快,乍一看是挣钱快、出名快、享乐快,可随之而来的其他的"快"也很让人触目惊心,那就是被压力压垮得快、生病快、因生病钱也花得快、最后连寿命终了得也快。可回头再看看我们祖辈说过的话,这时才突然间发现原来那些通过长期实践总结出来的名言是有着深刻道理的。在养生问题上,我会很自豪地说,我们中国在全世界的养生康复领域都占有稳固的不容忽略的一席之地;而中医又在其中起到了举足轻重的作用。可目前人们观念上的模糊,认识上的误差,急功近利的思潮，造成了对养生问题缺乏准确的定位，从而导致了严重的医患混乱局面。医院越盖越大，而百姓却喊看病难；药的品种研究和生产得越来越多，可发病率和患病的人数却不见减少。我想通过对"三分治七分调"的分析和讨论应使大家静下心来做一个认真的思考，以便扭转重治轻防和重治轻调的滞后观念和做法。

首先，我们从宏观上认识一下治与调的比例。属于急性的、突发的、危重的、意外的、传染性的、器质性的疾病都属于"治"的范畴，而且还要早治。我们做个粗略的概算，这类疾病所占的比重才能有多大？实在讲，确实没占多大比例。那么剩下的又都是什么病呢？客观地说，我们周围患病的人群中还是以亚健康和免疫力低的人居绝大多数，而这些人常常表现在年老、体弱多病。据医疗部门统计，亚健康人群的比例要占总人口的70%左右，这些人介于健康和有病人的中间，说没病却不精神、不舒服；说有病去医院又没查出什么实质性的疾病。这些初期功能上的紊乱和降低，大多数是不能被西医的仪器确诊成病的。那没有病可身上又不舒服应怎么治呢？这时"调"就能充分地发挥它的优势了。如此说来，需要调的病应占很多，那自然

"调"要占主要地位,所以占七分。可见前人对疾病"三分治,七分调"的论断是有着重要的现实意义的。

从微观上,我在宣传推广自然疗法的过程中,经历的大量事实也证实了这一论断。现在人们常讲的一类病叫食源性疾病,有人说它是"富贵病",还有人说它是"垃圾病",实际上说得直白一点它就是吃出来的病。生活优越了,在饮食上的选择性也就自然地多起来,可生这类病的人过多地选择去摄取高蛋白、高脂肪、高热能的"三高"食物,只凭自己的喜好,根本没考虑身体的需求。好吃的就多吃,吃个够。然凡事是很讲适度的,本来很好的食物,可因为摄取量超过了身体需求量,运动量又没有跟上,没有把高能食物消耗掉,排也不能完全排出去,从而造成了这些"三高"物质在体内的堆积,长此以往,病就生成了。丰富的物质基础本应是为提高健康水平创造有利的条件,可由于缺乏健康的观念和意识、缺少饮食调剂的科学方法,一味地凭自己的嗜好——我爱吃、我想吃,却很少考虑对身体、对健康会造成的影响和后果。更甚者问题发生了还要采取不自然的解决方法:用吃降脂药来解决因吃过量的高脂肪食物造成的高血脂病等。始终是没忘了吃,但这次吃的是药。其实呢,只有从根源上找原因才能真正而彻底地解决问题。

实际上,我每谈到这些"富贵"病时常说的一句话就是:"把住你的'上口',打开你的'下口'。"这才是从根本上解决"垃圾病"最直接、最简单的方法。根据体质需求调剂食"质",根据自身的活动量调剂食"量"。把住摄取的质和量,再通过调理自身的肠胃功能,把存在体内无利有害的"库存"处理掉,那么根治这种"富贵病"也好,"垃圾病"也罢,就指日可待了。可以看出在对付这类病时,都贯穿着一个"调",调剂饮食,粗细搭配、荤素搭配、干稀搭配,早吃好、午吃饱、晚吃少,再把运动量调剂好,那食源性的疾病是不是不用治就调好了呢?

许多病就是吃出来的,但一些人了解得不深刻,只知道想美就去动手术治疗,然而却始终不清楚上眼睑长出的对称黄斑就是自己总喜欢吃鱿鱼所造成的,还是照吃不误。请问,有鱿鱼当原料,眼睑的黄斑是不是用手术治疗后还得再长呢?像这类的疾病单靠治而不去从饮食上调,能彻底好吗?

如今像高血压、高血脂症、糖尿病、痛风病、肥胖症、心血管疾病、脑血管疾病等这些食源性疾病的发病率和发病人群有增无减,试问这是不是都和我们饮食调剂的不好有关呢？不论你是预防这些疾病的发生，还是已经患上这些病的人，是不是要更多地去重视"调"呢？

许多人缺乏这方面的知识和意识，以至于垃圾在体内不断地积累，形成了"将军肚"、脂肪肝、脂肪瘤、脂溢性脱发、高血脂症、血管内生出了脂质条纹，严重的有了粥样斑块，造成缺血和堵塞，堵在心血管就叫心梗，堵在脑血管就叫脑梗。疾病发展到这个地步，那就只能去医院治疗甚至抢救了。

问题还没有结束——患这类病的人群在心理上还普遍存在着误区。比如说他们认为心血管堵了，做个心脏支架或心脏搭桥就没事儿了，可实际是这样吗？造成梗塞的血中垃圾和血管壁上的赘生物并没有因手术而被清理掉，安装支架只是扩张了血流的通道，搭桥也只是解决了一段损坏严重的血管。所以说，给心脏安装支架也好，搭桥也好，它的着眼点只是延缓了严重后果的到来，暂时保住了性命。而对于造成这种严重后果的原因，还是需要用调的方法来解决。其根本的方法就是调剂饮食——减少酸性物质的摄取，即减少"三高"食物的摄取，适当增加运动量，消耗掉体内的垃圾；增强脾、胃、肠的功能，把体内垃圾排出体外。而这一系列的工作都贯穿着一个"调"字。通过调饮食来减少形成这些垃圾病"原料"的摄入；通过调剂运动量消耗体内脂类垃圾；通过调脾、胃、肠，使这些垃圾排出体外。这样一分析，属于"治"和"调"的比重就更清楚了。无论是在预防这些"富贵病"的形成，在与治疗相配合，还是在疾病的康复中，始终就没有离开"调"。只是在病情已经从量变转化到了质变，也就是这些病发展到严重程度，已威胁到了生命时才需要抢救治疗，而这为了保命而不得已为之的"治"，有的也并不能把疾病彻底地、完全地治愈，反而是通过调才能从根本上将疾病的根源控制住。因此，仅从这些常见病的治疗分析上来看，"调"是不是也要占到七分呢？

　　除此之外，我认为从观念上认清甚至要比身体力行还重要。黑龙江省佳木斯市一位七十多岁的老先生身体患多种疾病，自己的退休金只几百元，被全部用来吃药，都还得省着吃。他本人因为对儿女的讲话方式、做事态度总看不惯，所以免不了和他们磕磕碰碰起摩擦，因而弄得时常心情不顺，老伴夹在中间说谁也不是，日子过得既不宽裕又不顺心，再加上有病天天吃药、经常看病，这一家子窘迫的状况就可想而知了。有一次他听广播听得很入耳，我在电台里讲："有本事管国家，没本事管小家，再没本事就管好自己，要量力而行。"这句话对他触动很大，就此对照自己进行了反思："自己的事都没有管好，儿女也都这么大啦，我还把他们当小孩管，这又何必呢？都不高兴。算了，我先把自己的身体管好吧。"从此调整好了心态，每天坚持运用自然疗法调理病情，病症逐渐减轻，吃药、看病的次数也逐渐减少，最后身体得到了有效的康复。没想到的是和儿女之间的"紧张空气"也消失了，老伴也不再被夹在中间受气了。把吃药看病的钱投入到了过日子里，生活也感到宽裕多了。在一次电台反馈中，他流下了眼泪，深情地说："我活了七十多岁都白活了，要不是您的一句话点醒我呀，我还糊涂着呢！您不仅救了我一个人，也救了我全家！我真不知道该怎样感谢您啊！"我听了以后也深受触动，没有健康的心理，就很难有健康的身体。看来有病光盯着病治，显然是不够的。一定要把心态、心情先调整好。

其实，中医讲"情志致病"是很有科学道理的。人有七情：喜、怒、忧、思、悲、恐、惊，太过与不及都对健康不利。如不及时有效地调理自己的情志，发展严重超过人体能承受的"度"，就会造成疾病的发生。如神经衰弱、失眠、神经官能症、抑郁症等,严重时要靠治来缓解控制。可从根本上要得到康复,还得需要调养。

在前人的"三分治七分调"的思想中,我理解它还蕴藏着另一层含义,就是要以预防为主的内涵,因为重视了"调"就等于远离了"治",因此预防疾病也就真正地被落到了实处。如果我们每一个人平时就注意调整自己的心态,调整自己的情绪,调剂自己的饮食,调节冷热,调整生活起居,调节劳逸,那毫无疑问是会减少许多疾病的发生。加大、加强"调"的力度,减少了疾病也就减少了"治"的比例;再往下延伸,"调"还减少了食源性的疾病,减少了药源性疾病,减少了医源性疾病,减少了看病难、看病贵、看不起病,也减少了因病返贫、因病致贫;减轻了对个人、对家庭、对国家造成的经济压力,提高了全民族的健康水平,也提高了全民的生活质量。所以我认为对疾病的治与调,绝不是一个简单的问题,如果每个人对自己的健康负起责任来,把被动的"治"改变为主动的"调",发挥每个人的主观积极性,而不是等得了病再去靠医院、靠医生、靠吃药,我们每个人、每个家庭乃至整个国家都会发生根本性的变化。

四、对"治"的几层认识

"急则治标,缓则治本"。中医这句带有法则性的话直接阐述,也明确了"治"与"调"在临床上的急缓之关系。"标"在这里针对病邪而言,"治标"就是直接朝着身体里的病和症下手。病情突发危重时,治病保命是第一位的,因为当务之"急"是减轻、控制和消除病邪对人体的侵害。而一旦病势得到缓解,抓紧修复受损的脏腑组织器官及其功能的"治本",则又变为重中之重。可以看出,此"治"不同于彼"治"。"缓则治本"中讲的"治"是调治、调理之意;前面"急则治标"的"治"则是我们现代医学常说的"治疗"。针对脏腑气血功能而言,传统中医把治与调做了严格的界定。"治"带有一定的杀伤力,不仅是针对来势凶猛的"敌人"——病邪,还对人体本身的正气有一定的伤害。因此病情一旦被控制住,如果再用带有较强的或者单一的治疗就最容易伤及本体,而本源一旦受损比较重,想要自身快速康复就会变得比较困难,因为这时身体需要的就是较长一段时间的修复了。

形象一点讲,中医把治病比作用兵打仗。不同的形式采取不同的方法,但最终的目的是消灭敌人(病邪)保存自己(本源)。然而治就好比是双刃剑,具有两重性的特点：一是"治"——针对疾病的治疗；二是"致"——容易导致因药物的毒副作用、抗药性、耐药性、过敏，以及因药物与药物之间的反应和药物与某些食物反应而产生的对肌体的伤害，用药不慎就会导致药源性的疾病。所以说"治"有一定的局限性和危险性，而且还有一定的时间限制。

分析"治"，还有另一层意思，那就是控制。在处于长期接受治疗的人群中，有绝大多数，如高血压病患者、糖尿病患者、失眠患者、心脑血管病患者、癫痫患者等都是属于通过治疗来控制病情的一类人群。这类人群都有一个共同点，那就是长期离不开药，他们需要天天服、月月服、年年服，用药来控制病情的发展。这些人吃药就像是家常便饭，可并不是他们中的每个人都知道这药发挥在他们身上的作用只是控制却不是根治。不难想象，每当我们生病了，就想吃药、打针，以期从根本上把疾病彻底根治。但人类对许多疾病的掌握和认识并没有达到十分完善的程度。对有的疾病我们已经了解了它的病因，可还不能掌握有效的药物和方法来彻底地根治它，所以只能采取控制的方法；但有的疾病我们连发病的原因都无法认清，那就更谈不上将它彻底治愈了。而这里我要特别提到的是，对于有些疾病我们还有着认识的盲区，在下面的篇幅中我将会和大家分享我在临床中遇到的比较典型的病例，希望为大家揭示常见病和多发病在被人们认识过程中出现的误区，并引出"调"在其中所起到的"四两拨千斤"的关键作用。

五、"调"对常见病和多发病的作用

香港回归倒记时数秒之际，我正在电台为大家讲解着养生保健知识，那举国欢腾的时刻使我触景生情，随即有感而发："真是国弱有人欺，体弱风寒袭呀！"祖国的强盛会使那段屈辱的历史永远成为过去！同理，与疾病作斗争最聪明的办法就是要增强我们自身的实力，保持警惕不给外邪留一丝的漏洞。这要比等外邪入侵体内后形成疾病，再与疾病作斗争强过数倍。因为我们知道"防患于未然"总是要胜过"亡羊补牢"。可是我们的肌体也是随时处在不断变化的动态平衡状态下的，那么面对有时防不胜防的病邪，我们又该怎么办呢？这时"调"就是最明智的答案。打个比方说，突然的气候转变让某人着了凉，在风寒作用于体内但尚未形成感冒之前的当晚，他泡了脚，额头上排出了冷汗，或是喝了发散风寒的姜糖水，或是两项都做了并暖暖地睡了一宿，那么这个风邪就在未生成感冒之前就被"调"出去了呀。经我这么一说，这个"调"就显得实实在在，可实际上人在自然界、社会、家庭以及不断变化的环境之中，要保持良好的状态和心态，规律地生活，都得需要不断地"调"，才能使我们的身体持续健康，免受不良的刺激和损伤。

我对于治和调的理解和认识也是逐步形成的。从事预防保健事业十五年来，我在全国二十多个省，一百多家电台讲自然疗法、讲预防，特别是和患者直接面对面地接触，使我了解到他们每天一小把一小把地、长年累月地吃药，病时轻时重——按倒葫芦瓢又起来，但疾病仍然不能痊愈。有人在问："我怎么越治，病越多了？"有的吃药吃得连饭也吃不下了，大便也解不出来了；有的常年吃药，最后什么药也不能吃了，一吃就过敏，反应极大；个别人差一点就丧了命。他们倾诉的痛苦经历更多地使我了解到"治"所带来的尴尬局面。有的人不堪忍受甚至选择放弃治疗而想到了自杀。仔细分析，其实许多人患的并不是什么疑难病症，绝大多数是常见病和多发病。中医药有几千年的历史，再加上现代医学，难道像脚凉、脚烧、脚气、脚鸡眼、脚肿、脚痛、足跟痛、静脉曲张、风湿、便秘、失眠、肠胃病等病症就真的彻底解决不了吗？如果可以解决,那为什么还有这么多人被这些常见病所困扰呢?难道他们不去治么?当然不是,而那又是什么原因呢?

湖南的一位老太太八十多岁,年轻时生完孩子后因条件不好,没养好月子,落下了足跟痛的毛病,她的孩子如今都六十岁了,可见足跟痛已伴随她生活了整整六十年,给她生活造成了许多不便和痛苦。当她向我反馈时激动得不得了,因为在她坚持泡脚两个多月后,六十年的足跟痛竟然消失了。

太原市一位八十岁的老先生从二十岁就患上了静脉曲张,在他六十多岁的时候医生多次劝他手术,可他坚持没做手术。在了解了自然疗法以后,他坚持采用自然疗法去"调",最终就连腿上枣大的一个静脉团也彻底消失了。而采用自然疗法的这段期间,我们什么药也没让他吃,就只是用自然疗法来调。

当初我设计的三部曲、五步操(见《李氏自我养生康复法》一书)是从预防保健的角度出发,根本就没有想到这套方法能对常见病和多发病有着神奇的康复作用。用上这套方法的人,有一年没感冒的,有两年没感冒的,有三年没感冒的……坚持每天做这套方法的人几乎从不感冒。这使我感动,更使我无比的惊喜!毫不夸张地说,我惊喜的程度比受益的人表现得还要强烈！因为对一名预防保健工作者来讲，再没有比能为十三亿人找到一个可以不感冒的方法更让人激动的了！更可喜的是，它是自然的，因为它不是靠一种药来治愈或防御感冒，就是靠一套自然方法来自己调。

2000年我在东北黑龙江省讲自然疗法，一位老太太向我诉说她失眠的来由和痛苦：在那个年代老伴是当权派，不管是白天还是晚上造反派随时都有可能闯入家中，带走老伴去接受批斗。她时时刻刻都在战战兢兢地生活，食无味、夜不寐。她想到了死，但一看到幼小的孩子就又不得不放弃轻生的念头。等终于熬过了那个年代，没想到却落下了失眠的顽症。后遗症三十多年遍求医治却无法得到治愈。没想到自然疗法的"调"却使她完全地康复了。

山西太原一位女士反馈她上高二的女儿患上慢性鼻炎，因治疗后没见什么效果就放弃了。但不知怎的，总是感到头昏且注意力不集中，记忆力也开始减退。听我在电台讲的自然疗法后，因学习时间紧张的原因就只坚持做清晨五步操中的第二步——按摩迎香穴到睛明穴再到印堂穴，可就这样也居然获效了，从前的一切不良症状逐渐都完全消失。她母亲非常感激地说："一分钱也没花，真没想到竟然能好了病，真是不可思议!"

许多人用自然疗法增强了体质,消除了病痛的折磨,几年、十几年甚至半个世纪的顽疾都康复了,但他们并不十分清楚疾病是怎么好的,个别人还是说自然疗法"治"好了他们什么病。可见"调"的概念很难在人们头脑里安营扎寨,对"调"的方法也存在许多误区。就拿便秘来举个例子吧。许多人,特别是中老年朋友被大小便问题所困扰,他们反馈,用推肚子的方法解决了便秘。有的人3~5天才解一次大便;有的一个星期,甚至有的二十多天才能解一次大便;有的用了通便的许多药和方法都无法得到彻底解决;有的吃药就排便,不吃药就不排,靠药来维持通便;有的想解大便就得到医院去解决。他们通过用自然疗法解决了几年、十几年甚至几十年的便秘。可大量的、普遍的反馈使有的人产生了误解,以为推肚子能解决便秘的问题,甚至误解大便是通过推肚子推下来的,所以患慢性腹泻的人、大便次数多的人、大便不成形的人或有些患五更泻的人就不敢推肚子。最后通过我们反复讲:推肚子是调肠胃,凡肠胃不好的人是可以推的。慢慢地,其效果开始显现,有一天3~4次大便恢复了每日一次的;有大便不成形也恢复了正常的;还有患结肠炎、五更泻等几年、十几年、甚至几十年的也都通过"调"得到了减轻或完全的康复。

"治"着眼在一种药或一种方法上，是不可能既适用便秘又适用腹泻的；然而"调"却能达到双重效果。"治"往往是单一的，单一的治就会存在不及和太过。比如腹泻就要吃止泻药，有的太过，变成2~3天才能解一次大便；便秘也是这样，吃泻药通便吃多了，一天会解2~3次大便。这是举治疗"太过"的例子，那"不及"呢？就是药量不够，作用不大，不能达到预期的目的。

"调"就不存在这样的问题，因为"调"是增强和提高肠胃的功能，功能正常了腹泻的就不腹泻了，便秘的就不便秘了。我们只是举自然疗法的其中一种——推肚子的例子，也只讲了推肚子对便秘和腹泻的作用机理，其实讲起推肚子来，它的作用可就多得不能屈指来数了。还比如有些人，特别是中老年朋友见饭不香的状况——吃也勉强，不吃也不饿，稍微多吃一口就不舒服；凉拌菜、水果不敢吃，冷食像雪糕、冰淇淋就更不要提了；然而就是这些什么也不想吃，什么也不敢吃的人，身体还发胖。这种说病不病，但还天天难受的症状你说该怎么治？可通过推肚子，他们食欲增加了，水果也能吃了，然而腰围却减少了，体重也变轻了。从95厘米的腰围瘦到了85厘米,原来的裤子都不能穿了。在推广自然疗法时,反馈通过推肚子使体重减少了4公斤5公斤的人非常普遍,少数人还有减少了10-20公斤的。

这里又连锁地提到了推肚子能减肥的问题,我还想借此再同广大读者一起来理清这"调"到底是和"治"有什么根本上的不同。推肚子所达到的减肥效果和市面上针对减肥所实施的方法有着本质上的区别——推肚子所达到的减肥效果的着眼点并没在减肥上,而是在于提高脾、胃、肠的功能。"脾主运化水湿",脾的功能得到提高,人体新陈代谢的机制就得到了增强,体内的垃圾就会被有效地清理,因此腰围自然就瘦了,体重也必然地减了。相比之下,市面上的减肥是盯住了人们身上的"肥",按斤、按时间来减,用减肥的效果来创牌收费,获取经济效益。其方法是否科学安全在这里就不需要我们来讨论了,但效果的稳定性、可靠性却是不能和自然调理相提并论的。用自然疗法把住你的"上口",打开你的"下口",把垃圾排出去,把人体新陈代谢的功能恢复正常,这样所获得的减肥是自然的、科学的、稳定的、长期的,更是安全的,也用不着担心会反弹。同时,对于通过自然疗法排出的垃圾也是真实可见的。有很多人在反馈中提到,自己排出的大便是黑的、粘的、恶臭的,量大、次数多,小便是混浊的、有很刺鼻的味道,这些不就是存在体内的"垃圾"么?我想这些人感受更多的应该是在排垃圾过程中那些人工减肥所不能给予的自然、舒畅的感受吧。想不到同样是减肥却可以回避那种全身无力、腹痛或腿软的感觉呀。

我一讲推肚子能排垃圾减肥,许多人也跟着反馈从推肚子到减小腰、腹围,"将军肚"也没了,体重减轻了多少斤之类的。可身体偏瘦的人就又担心了,"我会不会因推肚子变得更瘦了呀?"这就要从源头开始分析了。那么瘦人为什么瘦呢?这类人群或者是因为脾胃不好,不能把吃的东西很好地消化吸收并转化成身体需求的营养,所以身体偏瘦;或者是吸收的营养抵不过消耗的量也会消瘦。针对消瘦的原因去调,调整身体各种紊乱的功能、降低的功能,通过调逐渐地使脾、胃、肠的代谢机制得到恢复,从而顺利地使身体得到营养补充,自然而然地体重就会增加。山西大同市的一位妇女5年不能吃饭,每天只靠米汤和酸奶维持生命,人瘦得皮包骨,其原因是患多种的胃病。按她自己的话说,常见的胃病她都占全了,什么样的治法她都用过,什么样的胃药也都试过,可没想到最后却是通过自然疗法的调——推肚子,使她长了2.5公斤肉,从前连屋都出不去,现在却恢复了自由。

原本写"治"与"调"的初衷只是想简单地从宏观上讲一下,可又担心太原则了,说服力不强,不能令人信服,故借助"推肚子"作为一个"麻雀"解剖来明示。由各种实例可见,这推肚子可不只是通便、止泻或是减肥、长肉这么简单。而"推肚子"也只是我们自然疗法中最基本的一项。如此看来,吃透这一整套自然疗法再加上应用我们的综合疗法,会让更多意想不到的事情在我们身边不知不觉地发生,如有脚凉的,还有脚烧的;有心动过速的,还有心动过缓的;有甲亢的,还有甲低的;有月经过多的,还有月经过少的;有失眠的、还有多寐的;有多尿的,还有尿不出的;有高血压的,还有低血压的;有高压很高,低压却又低于正常的;还有压差很近低于40毫米汞柱正常标准的。通过调均有收获,有的正常了,有的接近正常了。这种调出来的效果是药物根本无法达到的效果,举例一述,北京市一位朋友高压高达200毫米汞柱,低压却低于80毫米汞柱的标准,压差相距正常达3倍之多,按他自己的话来说是"吃药也难受,不吃药也难受"。什么意思呢？吃药后高压低压一起往下降，低压就更降得低了，所以服药也难受，不吃药血压高的太高，低的又太低肯定是难受了。请问像这样的血压世界上有没有一种药能把他的高压降下的同时还可以把他的低压升上来，我猜想现在没有，将来也很难生产出这样一种效果的药来。但调却做到了，现在这位北京的朋友高压已经调到140－130毫米汞柱，低压基本上稳定在80毫米汞柱左右。这样的"调"才能使人们享受着自然疗法带给我们的健康、幸福和快乐。

六、用"调"来找平衡

社会发展进入了高速路，因此竞争变得越来越激烈，心理的压力也随之加大，使许多人处于长期紧张之中，因此产生了紧张综合症。美国医疗研究部门的报告称，人长期处于紧张状态之中，会减少寿命7～15年。我国北京地区近10年的统计也发现，北京知识分子平均寿命从过去的59岁缩短至53岁。针对越来越多的现实问题，我日积月累地从中医养生的角度出发为大家建议了13种缓解紧张的放松方法，比如：站起来伸伸懒腰，做几下扩胸运动；喘几口大气，做一下深呼吸；抬起头望望蓝天、白云、绿树；紧张时频频饮水，和周围人聊聊天，交流抒发一下，添加一些幽默的"润滑剂,爽朗地大笑几声;有机会唱几段歌或听一下轻松的歌曲和乐曲,小品、相声更是"放松剂";做一些体育运动,有条件旅游一下;吃一些酸味食品(注意:酸味食品不同于酸性食品);晚上泡泡脚,睡觉枕上带磁的枕头。把这些保健知识自觉地融入到您的工作、生活和学习中,根据环境条件,有选择地去操作。这里的关键是自身要有这方面的意识。这就是"调",调节气氛,调整情绪,调剂生活,有张有弛,有动有静,有劳有逸,不要使神经血管和肌肉处于长时间的紧张和痉挛状态,从而减少血管加速老化的几率,远离突然夭折的可能。

说来说去,之所以"调"能够适用古今还常变常新,就是因为它对人体的作用其实是去寻找一种平衡。平衡学说是中医的一大特色,调养又是中医追求平衡的一个优势。"阴平阳秘,精神乃治"是说,人要想健康必须保持人体阴阳在动态下的相对平衡。而从对"三分治,七分调"的理解来看,要想达到这种平衡,更多的是要靠调养,而不是靠单纯地、主要地、长期地去治。虽说平衡学说是中医的重要组成部分,但事实上西医也讲平衡,比如失眠就是兴奋与抑制的失衡;西医还讲酸碱的平衡——人体应该保持酸碱平衡等等。本书的重点内容是揭示我们日常生活中经历的一些对常见病认识误区,同时讲述"调"在未病、已病和康复等各个阶段中起到的平衡作用。那么"调"具体要追求怎样一个平衡呢?下面做个简单的概括:

1. 心态的平衡;

2. 食物摄取,酸碱的平衡;

3. 新陈代谢的平衡——食物摄取量与身体需求、运动、消耗及排泄的平衡;

4. 动静的平衡,兴奋与抑制的平衡,劳逸的平衡;

5. 中医概念里阴阳的平衡。

这些都需要自己在工作、生活、学习中有意识地去调节、调剂、调整和调养。调是超前的,调是主动的,调是自觉的,调还是舒服的。如果这样的认识早一点、强一点,我们的身心就会少受一些伤害,就会少患一些疾病。可见,调就是对我们人这部机器不断地呵护、维修和保养,以防在人生路上抛锚,拉入修理厂大修。

七、"调"的广阔性

谈及调养的内涵,它所能应用的范围真是非常广。它既能预防疾病,还能康复身体,更能养生以达延年益寿的效果。临床上适用调养的人群非常多。如上所述,处于亚健康的人占总人口的70%左右,这类人都应及早地来调养。病前调养可以减少发病的几率；病中调养，以达标本兼治使身体康复得快；病后调养可以加速身体复原。许多人所以重治轻防、重治轻调是认识的问题，是观念的问题，是存在许多误区的问题。认为"治"得快、简单、直接、省事，这是普遍存在的观念偏差。实际上，治与调有其各自的特点、优势和弊端，也有其各自的适用症。观念上的问题只有靠全面了解和分析才能转变，只有掌握自然的规律，才能还原健康。

为什么许多人热衷于治呢？"治多快，调多慢呀！"实际上，快与慢都是相对的，是比较而言的。从自然疗法推广以来，我结识了许多患有二三十年病症的中老年朋友，他们中甚至不乏带病坚持半个世纪的，难道这些人不去治吗？当然不是。他们也没少往医院跑，也没少花钱、也没少吃药，可就是治了，身体也都没有完全康复。哪知，令人想不到的是，他们坚持用自然疗法保健调理，只经历了一二个月或半年的时间，身上那些长达几十年的病居然都好了。河南郑州的一位老太太患鼻息肉，曾在解放前就开始了手术的旅程，每晚睡觉时十分痛苦，张着嘴喘气，口干的不得了，息肉长得太多了，每隔十年八年就得做一次手术，就这样熬过了半个世纪多。在又准备去做手术时,用上了自然疗法,没想到息肉开始逐渐缩小,喘气难缓解了。可见,快与慢都是相对而言的。是用药天天控制或手术解决快呀,还是通过"调"打通经络快呢?其实从根本上解决"通"的问题才是关键,而其他一时的见效方法都只是权宜之计。许多病的根由就是不通,一处"不通"能引起临床上许多病症,因此做"通"的工作就成为解决矛盾的关键。本书以及我的第一本书都是将疏"通"作为主线贯穿全书的。

北京市一位77岁的老太太,患有多种老年性的疾病,心脏安装了五个支架,同时还有高血压、脂肪肝等症。她每月的医药费都需要三千多元,然而最使她痛苦的是45年的顽固性便秘,解一次大便非常"隆重",需要在家人的陪伴下去医院,通过洗肠来完成一次大便的任务,痛苦程度可想而知。现在通过学习运用自然疗法,脂肪肝好了,血压降下来了,许多药也减量或是停服了,大便也能自行排解了。由于时间还短,只调到每两天排一次便,可是她和她的家人再没有痛苦和担心了。自然疗法的"调"带给我们许多新的思维、新的方法。特别是"调",带来了新的效果,使人常常感到意想不到。许多人讲,从运用自然疗法后,没再发生过感冒，这就说明他们的抗病能力和免疫力从根本上得到了增强。

应用自然疗法的人们普遍反映"吃得香、睡得着、大小便通畅，浑身轻松，心情也好"。这几句朴实无华的感受并不会引起读者更多的深刻理解。然而发出这样呼声的人们是从很多顽疾中解脱出来的，如同久处阴霾的环境终于见到了阳光一样的欣喜。自然疗法使他们摆脱了多年的浅表性胃炎、胃溃疡、十二指球部溃疡、糜烂性的胃炎、萎缩性胃炎、反流性食道炎、胃下垂等病。试问经历了不思饮食、食后腹胀、腹满、疼痛、恶心、吐酸、消化不良等症状后获得的"吃得香"是不是令人格外激动和珍视呢？

自然疗法解决了许多人有饭不能吃、吃下不好受的窘境。其实不单在食欲上是这样，睡眠亦如此，"调"解决了他们常年入睡难、睡不实、睡觉做梦、只睡一觉再也睡不着，或有的干脆严重到没觉可睡，十分痛苦，难受得使有人都想到用轻生来了结这种难题。还有，大小便困扰了多少中老年朋友，不是大便干解不出来，就是腹泻次数多、大便不成形；不是尿不出来就是一会儿一尿，白天不敢出门，晚上睡不了通宵觉；更不乏有人为大小便提心吊胆。现如今自然疗法帮助他们

· 治与调的误区 ·

调整好了大小便的"闸门",调节了它的"松紧度",恢复了原来的功能,一切变得自然了、规律了,都能控制住了。对待不同的病因、不同的症状和不同的程度,自然疗法都能使大小便恢复得通畅有节有度。然而简单的"调"怎么就能解决了大问题呢？这些历经几年、十几年甚至半个世纪病史的人们,在被自然疗法拉回到健康家园后,再去认真思考的人太少了,也没有弄清楚为什么吃药治都没好的病,不吃药却能被调好的原因所在。一位湖南的患者对我讲,他到医院去找一位他熟识的教授看病,那位专家告诉他:"你的病在医院看不好,我建议你去斜对面,那里学习自然疗法,用调的方法最适合你的症状。"

有多少高血压病、冠心病、糖尿病、失眠症、脂肪肝、高血脂、便秘、风湿病、类风湿病、颈椎病、腰椎病、妇科病、更年期综合症、胃病、胆囊炎等常见病和多发病的人都通过以三部曲为主的综合疗法,收到了不同程度的效果。许多人曾经靠常年吃药生存,可现在药吃得少了,有的甚至不吃药了;过去一年需要住几次院,现在也不再去了;有准备手术的却没想到用自然疗法解决了;许多卧床不起的,又走出了家门,还能旅游去了;有的已经做好了寿衣又获得了新生。一桩桩、一件件的事例令人兴奋不已,这"意想不到"的频频出现,使人们在品尝了"调"的甜头后,也开始慢慢远离了"治"的苦处。实效是最有力的证明,使人们的观念也在悄悄地改变,"调"的意识逐渐在人们的思想观念中扎根。

调的综合性、调的广泛性、调的针对性以及调的实效性与治的范围相比就大多了。调是从头到脚、从外到内比较全面地进行。北京一位79岁的老先生反馈时声称自己没什么大病,通过三部曲、五步操,没想到已经脱光头发的脑顶上,竟又奇迹般地长出了黑发来。到目前为止,在我掌握的有限的众多病历中,最年长的一位86岁老先生和一位86岁老太太,也都通过自然疗法使自己的白发变成了黑发;至于那些年轻一些的例子就自不必多说了。自然疗法所带来的奇迹有时使我这个发明人都倍感吃惊。不知道有多少老年人脸上的老年斑消失了,脖子上的肉瘊子也没有了。脚上的病症好的就更多了,什么脚凉、脚肿、脚胀、脚痛、脚烧、脚干、脚裂、脚气、脚冻疮、灰趾甲、静脉曲张、足跟痛、脚垫、脚茧,全都找到了没有副作用的克星。取而代之的是脚变得红润、光洁、走路轻松,再也不会因脚凉天天晚上当"团长"了(因脚凉使得晚上睡觉时双脚"团"在一处,故戏称此类人为"团长")。

我遇到过三位有60年的脚干裂病史的患者,用橡皮膏粘用塑料膜包,用甘油、药膏涂,最后自己用针线缝脚。其中一位是山东临沂的同行,原在北京做理疗针灸大夫,但他对自己60年的脚裂却束手无策。没想到竟用泡脚的方法解决了让他头疼半个多世纪的问题。他和我交流时诉说,他脚裂得跟小孩嘴似的,一走路就开,疼得揪心,可泡脚这法儿还真好,又舒服还管用,而且坚持泡脚就再没有那疼痛的经历了。

北京一位女士,58岁,年轻时作为知识青年上山下乡到了东北黑龙江省北大荒,曾经冒凉水到稻田抢收稻子,因而患上了许多病。因一条腿静脉曲张非常严重,不得不做了手术。没想到另外一条腿随后也出现静脉曲张了,手术的痛苦受罪使她不堪回首,但面对现状又无计可施。听了我在北京广播电台讲的红花泡脚没有静脉曲张后,终于找到了救星。我曾"吹牛"地说过一句:"中国人都去泡脚,什么是静脉曲张,以后大家都不懂了。因为再也没有听到,更没有见到这种病了。"设想一下,这么多年严重的静脉曲张都好了,如果我们坚持天天去泡脚,或是经常泡脚,那是不是就如我所说,中国人往

走出健康认知的误区

后都不知道静脉曲张是怎么回事儿了。

静脉曲张是这样,痔疮也是一个道理。百姓常说"十人九痔",可见它的发病率高。我常讲这痔疮和静脉曲张是一个病,可是许多人都不理解,"这地方不在一处怎么会是一样的病呢?"我说其实都是静脉血回流不畅的根源。有外痔的、内痔的、还有混合痔的,严重的还有漏管,一大便就出血,有的还造成了慢性进行性的贫血。有一位太原老年合唱团的团长,讲他家是"祖传"痔疮,言下之意就是说家中大人小孩都有痔疮。因为痔疮的原因,他内裤总是不干净,跑了太原许多家医院,仍未得到解决。他叹息:"难道这点儿病就治不了吗?"但没想到,如此简单的"调"使他痊愈了。

黑龙江省佳木斯市一位姓张的老人因痔疮动了两次手术,可还不好,他上医院再去治疗时,大夫告诉他:"你不能再做手术了,肛门到处都是刀疤痕,根本无处下刀了。"后来也是通过自然疗法得到了改善。更有称奇的是,有人反馈痔疮好了以后,连漏管也随之自然脱落。真是不可思议,但它却真的发生了。

许多人都知道这样一句话,"内科不治喘,外科不治癣"。就是说,谁要治,那可要小心别丢脸。那我们不去治,就看一看调的效果如何吧?我们把人体紊乱的、降低了的功能用调的方法去理顺和提高,效果肯定会有的。可见调养的方法也同样能用于顽固性疾病的领域。我介绍的这是一例典型的例证,其他患呼吸系统疾病的人虽然没有这样典型,但也都有不同程度的效果和收获。河南郑州的一位老太太患牛皮癣50年,到处看病,不知用了多少方法花了多少钱,受了多少罪,却仍未能见效。抱着试一试的心理,运用了自然疗法。其效果令她激动不已,一天比一天的好,真没想到半个世纪的病,用如此简单的调养,又舒服、又安全、还省钱,就这么解决了长期困扰她的大问题。类似的病例在太原还有30年的湿疹好了,北京30年的荨麻疹也好了,在这里就不一一详述了。

百姓中间流传着一句话"月子的病,月子里治"。就是说在生小孩养月子时,如果没注意患上了病,就得等再生一个孩子养月的时候才能把病调养过来。可是有些"月子病"都十几年、二十几年甚至还有时间更长的,对于这些人来讲,她们还能再生育吗?不能生育这些"月子病"难道就没有痊愈的希望了吗?我们见到大夏天人们都在吹着电扇的时候,她们却包裹着头、围着围巾。然而自然疗法打破了人们固守的传统观念,最终使她们能和其他人一样地正常穿戴了。

"三分治,七分调",通过我们临床上的验证,将为什么设"调"的比例为七分就认识得更加清楚了。七分调养,为心脑血管方面的疾病,呼吸系统的疾病,消化系统的疾病,内分泌系统的疾病,运动系统的疾病,神经系统的疾病,皮肤方面的疾病,五官方面的疾病等开启了绿色空间,使人们认识到对付疾病不光有"治"这么一招,其实需要更多的还是自身的"调"。为什么又说这调养是打开了"绿色空间"呢?在我出版的第一部书已有深刻的揭示:是药就有三分毒,慢性病有多长时间,这患者就要吃多长时间的药。且不论吃药能不能根治这些疾病,可这药的剂量还与日俱增;最后吃药吃得本末倒置连饭都不想吃了,可还得不间断地吃药。试问当这些患者尝到了"调"的甜头时,是不是犹如那些在沙漠中找到绿洲的人们一样的兴奋呢?所以有许多人谈体会时说:"自然疗法救了我的命,结束了我因病、治病所造成的痛苦和折磨,如今是真的提高了生活质量,活得也轻松自在了。"

· 几个专题谈误区 ·

脚上病症的误区

我们许多人只晓得脚是支撑人体，用脚来走路的，根本不懂得脚与我们人体的血液循环，新陈代谢，与心脏，与女性的妇科病，与人的衰老息息相关，非常密切，它能最先发给我们身体某种信号，也能大致给某些疾病定位和定性，还能通过观察脚的变化了解疾病的走向。

一、对脚凉的认识

最常见的是许多人脚凉，天天晚上当"团长"，蜷缩成一团，等捂热了也快天亮了。这样的凉半宿，势必影响人的睡眠，有损人的健康。脚凉是一种病状，是在告诉我们因阳虚、风湿，或者受寒等原因，已引起了人体的大循环不好了。如果没有引起我们足够的重视加以解决，将来势必要造成许多疾病。如脚凉容易使女性得妇科病，脚凉会加重心脏的负担，还会因下肢血液循环不畅,造成下肢动脉炎、静脉炎和下肢静脉曲张,还会引起因循环不好导致的下肢肿胀。因此我们强调"寒从脚下起,脚凉是大病",其原因之一,脚是人之根,根上出了问题,会顺着杆一直往上发展。有的人先脚凉后膝以下凉,最后发展到腰以下凉,如果再发展凉到心上,不就彻底凉透了!能说不是大病吗?其原因之二,脚凉能引发影响全身正常的血液循环而产生许多疾病;其原因之三,许多人脚凉并没有引起高度的重视,对它的危害性也认识不足,强调脚凉是大病,是要人们给予足够的重视。脚凉还产生了临床多见的"上火下寒,上盛下虚"的阴阳不调病症。"循环好不好首先问一问手和脚",我们把脚的凉热称为人体循环的气象预报,高度地重视预报,科学地及时地争取应急措施,就会减少不必要的损失和危害,这个道理非常简单。但人们对脚凉发的信号,却不知如何应对和处理,不以为是病,不以为是事。几年十几年甚至几十年的脚凉,临床并不少见,这是对脚凉的第一个误区。

二、脚热脚烧候阴阳

脚心热、脚心烧是身体给我们传达阴虚有热有火,人体阴阳失调的一个信号。"阴平阳秘,精神乃治"。中医认为人的阴阳应维持在动态下的相对平衡。一旦阴阳失调,失去平衡人就会得病,阳虚则寒,阴虚则热。阳为火阴为水,水少就是人体阴液亏损,就会出现干的症象,比如:口干、咽干、鼻干、眼干甚至皮肤发干,得不到调理就会发展为阴虚有热有火,称为虚热和虚火,再发展就是阴虚阳亢,其中高血压病中的一个症型就是阴虚阳亢型。脚是肝、脾、肾三条阴经的起始点。脚心表现热或烧,说明肝、脾、肾阴液不足,或称肾水不足,因为肾主一身之阴,许多脚心热或烧的人,夜间睡觉把脚伸出被子外面,甚至踩在凉墙上才感觉到舒服。有人会问,手心热或烧是怎么回事,手热或烧为内热。内热又有实热和虚热之分,长期手心热为阴虚,手是心经、心包和肺经的终点,阴虚多是指心肺阴虚,临床还常见五心烦热,即两个脚心两个手心,加上心里发热发烦,所以称为五心烦热。它不是手心和脚心的问题,而是人体阴阳失调,表现阴阳的一个体征,只是一个信号而已。中医常讲的"有行于内,必形于外",就是这个意思,从脚上凉、热来观候人体的阴阳是最简便最直接的途径之一。

三、脚汗、脚臭是湿热"垃圾"

脚汗、脚臭、脚气则反应的是人体湿和热,未能从小便排出，造成湿热下注的病理反应，是人体的内脏功能受到某种或多种不良因素的影响，所造成的功能紊乱和降低。现在的许多做法是在做表面文章，采取了涂什么药水，抹什么药膏，不能说它们没有任何效果，有的确实见轻收到一时效果，用上就好点不用就加重，时好时坏，缠绵不愈。这不是病难医病难愈，而是没有找到病根，采取了扬汤止沸的方法所造成的，这是常见的误区之一。

湿热在人体内而最早最明显的是在自己的脚部反应出来，带来的结果是脚汗、脚臭和脚气，我们统称为"垃圾"。不同种类的垃圾在脚上会有不同的表现形式，如：临床上常见的有脚茧、脚垫，它们分布在脚上不同的部位，还会影响相关人体的器官组织的功能，这属于反射区学说。脚干、脚裂也是人体垃圾沉淀在脚下所造成的，人活着每天都需要吃，需要喝，因此也就必然会产生垃圾。房间的垃圾、环境的垃圾大家都会一目了然，然而认识体内的垃圾就不那么简单了。有人会问垃圾为什么最先在脚上反应出来呢？人在地球上生活，地球是一个大磁场，在地磁的引力下，物体都会往下落的，明白这个道理也就不会奇怪了。

我们在前面说到循环好不好，首先问问手和脚，主要是说手脚是人体循环的末梢；我们再加上一句"垃圾多与少，看脚便知晓"，有了垃圾又说明了哪些问题？从大面上来说就是新陈代谢问题，人体的废物不能及时地全部地不断地排出体外，滞留在体内沉积在脚下。从以上两点就可以说明，人的这双脚已经成为观察人体健康体症预报的重要途径之一。

四、脚茧、脚干、脚裂是汗腺堵塞

许多人对脚上的脚茧也是采用刀削法，对脚垫用搓脚石搓，或用剪刀刮法，就是不明白产生这些现象的根源。脚后跟的垫多说明人腰骶和臀部新陈代谢不畅或过去有损伤，脚掌处有茧说明肩部有问题了。因为脚掌处是斜方肌的反射区，通过这些垃圾所在的部位还能反应人体相关的部位病症。

人脚底的汗腺比较丰富，汗腺的通畅保障了脚部的滋润，一旦被垃圾堵塞，失去了滋润必然会干。发展严重了就会裂，把垃圾清除掉，把汗腺疏通，脚就不再干了，也不再皲裂了，就如此的简单，但它却困扰了许多人，困扰了许多年，使他们行路难，一走一皱眉，十分痛苦。这又是常见的一个误区。

五、脚鸡眼、脚冻疮等是瘀血

脚鸡眼、脚冻疮、脚扭伤、脚青紫这些都属于中医瘀血的范畴，脚鸡眼用刀割没有把根割出来还会长，有的根很深，都接近骨头了。这种手术很痛苦，我见过脚下长有十几个鸡眼的，都要用刀割掉吗？脚冻疮，一旦脚被冻伤，就会年年犯，真的就没有彻底去根的方法了吗？不是的。脚扭伤是常见病，被扭伤的部位常在"丘墟穴"这个位置(参见279页图14)，它是人体脚部最薄弱的地方，因此，此处最容易被扭伤，许多人扭伤脚后休养一个星期或半个月，只要能站立住能慢慢走路了就认为是好了，让它自然恢复。为此许多人留下了病根，一到阴天下雨就有感觉，活动量大了，吃力了都会有不适的感觉。这是因为没有把瘀血彻底清理掉，所以影响了正常的功能。脚扭伤最常见的误区是捏、摇、伸、搓，许多人还热心帮忙，却不知此举更加剧了内部的出血，因为不懂科学，好心做了错事，脚脖子很快就肿得很粗。有人会问那应该怎么正确处理呢？如果出现脚脖子扭伤应立刻采取按压，名为压迫止血法；有条件的采用冰袋或替代物，冷敷局部，名曰血得寒则凝，这是止血的又一种方法。而后应拍一个X光片，查有无骨伤，如无大碍，买跌打丸用酒调成稠糊状敷患处，外用塑料薄膜盖住固定好即可；如有骨折可服用云南白药中的保险子，每日一粒连服七天黄酒送服,日后坚持每天红花 15－20 克熬水泡脚,一日两次,彻底化瘀,不留后患不欠身体的债。

六、脚候脑中风

脚上的病症还有许多,如脚落地不实,像踩在棉絮上,或脚无力发软或走路跑偏,大脚趾发麻发木,大脚趾肚有出血点,或有倒三角形。我们列举了常见的脚上的病症,这些人体皮肤皱纹的变化最早都是通过我们的脚发出信号,由于我们对脚的重要性认识得太少,对发生在脚部的病症只认识到它是局部问题,没有从整体观念出发,所以形成了头痛医头脚痛医脚的局面,因此效果往往难尽人意。

常言道:"知足者常乐。"足部反射区学说,是说人的一双脚是个小宇宙,包含着人体的全部信息,我们人体的五脏六腑,五官、各个关节和组织器官,在脚上都有相关的反射区。知道和了解了我们这双脚,既能最早发现身体各部位的一些变化,也就是通过脚能察病;还可以通过按摩得到减轻病症,促进和达到康复的作用;无病时坚持泡脚按摩脚,还可以达到预防保健和延年益寿的目的,真是一举多得。

大脚趾肚是大脑、脑垂体的反射区,小朋友常按摩此处会聪明长个。北京市的一位老太太听到我在广播中讲：给小孩按摩大脚趾肚有好处，还没听准有什么好处，她就天天给孩子按，令她没有想到效果出现了，原先孩子睡觉时不断地抽动的现象消失了，她在反馈中非常感谢。

老年朋友经常按摩大脚趾肚会起到刺激大脑细胞的活跃，有效地防止老年脑供血不足、记忆力减退、脑萎缩、脑动脉硬化、脑中风以及头昏、头晕、头痛、头迷糊等症状。如果在大脚趾肚出现血点则提示有可能将会脑出血，特别是长期有高血压病的人，血压常在200/100毫米汞柱就更容易发生脑出血了，大脚趾肚有倒状的三角形，就是脚趾肚不饱满，发皱了，这提示了脑供血不足，记忆力在减退，容易发生脑萎缩。总之大脚趾出现的各种现象，都要引起人们的高度注意，因为从足部反射区来说，它是头部。如果从中医经络学来讲，也是非常重要的部位，人体正经十二条，手上六条，足部六条，十二条经脉主血的共有三条：心主血、肝藏血、脾统血，这三条经脉其中就有肝脾两条经脉起于大脚趾，因此大脚趾一旦出现了麻木痛等症状，就应该引起高度的警觉。脚是血液循环的末梢是神经的末梢因此十分敏感，一旦脚出现异常尤其是大脚趾，实际都和脑部发生的病变有关，我在第一本书

《李氏自我养生康复法》中讲得比较详细，许多中风的患者看了以后，后悔的不得了，因为他们中风前都有这些现象出现，却根本就没有和中风病去联系并加以重视。如果我们知道一些这方面的知识，或者有人告诉一声，不幸和悲剧就可消灭在萌芽之中了。每年我国发生中风病者高达130万人之多。春秋两季是高发期，高血压肥胖病人、高血脂症、糖尿病、颈椎病者是中风病的重要病源。所以第二本书要写健康误区，目的是非常明显的，强调一个"早"字，注意一个"防"字，多学习一点知识，少走一些弯路，误区是人生健康道路上的坑，看清了坑就掉不进去了，道理就这么简单。

七、脚候心脏病

脚肿也是发生在脚上的常见病状，很少人能马上意识到是血液循环和心脏的问题，很少人意识到它的严重性。脚肿能是什么大病？脚肿本身不是病，更谈不上是大病，但透过这种现象看到实质是非常重要的。许多人坐火车出现了脚肿，下了车活动活动就消失了，这种现象见多了也就不以为然了。见怪不怪，就更容易忽视它的危害性。"坐火车出现脚肿"这一现象，许多人都知晓，当问到为什么会出现脚肿呢？许多人也会说出它的原因,坐的时间长了,火车上缺少活动空间,影响了血液循环,所以出现了脚肿。回答得非常正确。坐火车是这样,坐飞机也是一样,那我要问长时间坐着看电视、上网玩游戏、玩牌会不会也是一样呢?长时间坐着工作、长时间开车会不会也这样呢?许多人并没有意识到这一点。脚肿是循环不好,是由于长时间坐着的原因造成的,人们大多只认识到这个程度。血液循环含着血管(动脉血管、静脉血管、末梢血管,微循环和脚肿关系密切)、血液和心脏,血管、血液和心脏既是一个系统,那就说它们之间既有生理上的联系,还有病理上影响。有报道,连续坐4个小时就容易造成下肢血管栓塞。可见久坐所造成的危害性,尤其是老年朋友,本来上了年纪循环功能就下降和紊乱,如再加上久坐不动就更不利于健康了。

　　老年朋友在活动时注意不大动,不猛动,不负太重,是对的。但应多动,坐一会,站一会,走一会,累了躺一会,哪一会都不宜时间长。要时常变换体态,哪个关节都需要活动活动。我们谈到了脚肿,又谈到了人体的血液循环系统,系统中包括心脏,就是说脚和心脏有密切的关系;但许多人都没有认识到,只是听说过脚是人体第二心脏这句话,却很少人知道脚肿和心脏病的密切关系。临床上当肺气肿发展到肺心病，再发展到心衰时，就会出现嘴唇青紫，脚肿，这就离终点站近了，有男怕"穿鞋"，女怕"戴帽"之说。如果从脚肿继续发展到下肢肿、全身肿就是说病情在恶化。如果通过治疗，脚肿减轻或消失，说明病情在好转，我们直观地通过脚就能了解到病情的逆转变化情况。风心病，就是风湿性心脏病到后期也是一样的规律。我们由此得出一个结论，重视我们的这双脚就是重视心脏，呵护我们的脚，就是在呵护我们的心脏。这是不争的事实。泡脚，按摩脚，爬在床上翘起小腿磕脚摆腿，这些措施改善、促进了末梢的血管和微循环的功能，同时也促进静脉血回流，疏通了血管，使血液畅通，减轻了血流的阻力就减轻了心脏的负担，有效地呵护了我们的发动机——心脏。

八、脚候糖尿病

现代医学研究统计：成年人大约有20%左右的血未能参加人体的大循环。所谓的大循环就是静脉的血通过上腔和下腔静脉回到肺部充氧；通过肝解毒，通过肾排毒的程序，变成净化的含氧的新鲜血液；再由心脏这个发动机的泵，通过动脉血管供给全身各个脏腑组织器官，以维持人体正常的营养需求。

不能参加大循环的血常滞留在病变的部位、栓塞的部位、有炎症的部位、不常运动的部位、疼痛肿胀的部位。下肢和脚部静脉曲张是最能清楚看到的滞留在静脉不能参加大循环的血,糖尿病是最常见的末梢并发神经炎症,中医统称为瘀血。从脚观察糖尿病的轻重转机,也是非常方便的,一开始脚凉→脚麻→脚木→脚出现青紫→破溃→断趾→截肢。世界上糖尿病人每30秒钟就有人被截去一条腿。我曾在广播中吹过牛,当您得知自己患上糖尿病,或因糖尿病脚部已开始有症状的,赶紧天天坚持红花泡脚,那么因糖尿病截趾的事就与您无关。为什么能有底气在广播中吹,就是因为许多患有糖尿病的朋友通过称道的自然疗法,循序渐进地用红花泡脚,不但脚上症状减轻或消失了,更没想到的是血糖也出现了稳定和降低。

九、从脚下清除人体的垃圾

"脚是人之根","千里之行始于足下"。预防养生保健要抓根,有病康复更要抓根,延年益寿还要抓根!

提到脚的重要性真是家喻户晓,流传很长很广的一句话是:"树老根先竭,人老脚先衰。"当我听到这句话,特别是随着对脚不断地深入了解,老觉得这句话还没有说完,好像是对联的上联,我想下联的内容是:

"人为什么会脚先衰?又如何延缓脚先衰?横批早就想好了:"走健康之路"。很多人因脚衰,特别是老年朋友,腿脚不利索,不小心摔倒,造成了骨折,因其他原因还不能手术治疗,最后只有卧床,床上吃喝拉撒不能自理是十分痛苦的,人生到老落个这样的结局这个句号就画得不圆了。因此搞清脚为什么先衰,如何减缓脚先衰,是不是每个人特别是老年朋友都应该回答的一道题呢。为自由解放,人类在不断地奋斗着,自由获得了,却因为我们的脚又失去了身体的自由,难道不是一件可悲的事吗?泡脚、按摩脚、磕打脚,是这副对联付诸于实际行动的具体做法。它能对人体起到三大作用:1.促进血液循环;2.促进新陈代谢;3.解除痉挛促进睡眠。沉淀在脚底的垃圾被清除了,静脉的血,末梢的血,微循环的血及瘀滞的血,活化了,回流了;新鲜的、含着营养的血正常供应,改善和提高了脚部的血液循环,脚光洁红润,脚下自会轻松灵便,其效果就是对联的横批——走健康之路。

对脚上病症的误区尽管说了以上许多,其实也没有说全。我觉得道理说清了,重点摆明了,方法说到了,我们说脚的目的也就达到了。根深了,枝会茂,叶才能繁,这一小题也算讲完了。

· 几个专题谈误区 ·

头痛病的误区

一位老太太在广播电台收听到我讲自然疗法的理念和知识，按照我宣传的方法去做，五十余年的头痛竟获痊愈。她在节目热线反馈时，情绪非常激动，说没有想到五十余年困扰她的头痛，竟会在很短的时间内，用如此简单的自然疗法彻底地痊愈了，太神奇了。五十余年来她靠的是去痛片、索密痛和头痛粉，每天都在服用，头痛厉害了就吃药止痛。自从运用了自然疗法就开始有所见效，某一天出现了右侧鼻孔流出了许多黏稠的黄水。右侧鼻孔不流了，左侧鼻孔又开始流，两个鼻孔都不再流了，头痛的现象就消失再也没有犯过了。

一个简单的事例，反映和说明了许多人对自己所患的病症，长期采取了错误的方法来应对，那就是"头痛治头，脚痛治脚"。但还不能一概而论地去批评什么情况下都是错误的,要视身体具体情况而言,需要辨证施治。老太太在头痛的问题上所采取的方法,肯定是错误的,而且一错就是五十余年。那么她错在哪呢?我们想把老太太所陷入的误区做个比较彻底的揭示,这对许多人都是有教益的,特别是对仍然在误区的"老太太们"可能是个启发。

一、不通则痛,痛则不通

这句频繁出现的广告语地球上的人都快知道了,但很少有人往深处去理解,应该怎样去做"通"的工作,在如何"通"这点上下工夫。通了不就不痛了吗?就是这么简单的一个问题!但现实中我们许多人都在误区中,采取的方法不是如何"通",而是止痛,镇痛。这就是老太太在长达半个世纪的误区中不能走出来的关键所在!头痛止痛,镇痛药似乎是螺丝,自己拧螺母非常配套,似乎是顺理成章,天经地义的常规。其实有病未必都要用吃药来治疗,要分清是什么性质的病,是急性病,还是慢性病,是传染病还是非传染病,是器质性的疾病,还是功能性的疾病,是疾病发作期,还是初期和恢复期,这些情况都需要治和调的不同的选择,以及治与调的互相配合。

另外对治的理解有两种含义,一是针对疾病做彻底的根治；另一种含义是控制，对某些疾病人类还不能对其有完全的认识和理解，还不能拿出有效的方法使疾病能够彻底根治，因此只能采取完全控制和不完全的控制。凡是疾病需要长期服药或终身服药的均属于控制范围。像许多药对高血压病的治疗，糖尿病的治疗，失眠的治疗，癫痫病的治疗，类风湿的治疗，脑萎缩的治疗等等，都是不能从根本上彻底解决疾病的控制治疗方法。对于长期服药的危害及不良影响，许多人无知和知之甚少。药是双刃剑，是药三分毒。对药会伤胃、伤肝、伤肾以及产生的抗药性了解得不够，乱吃止痛药，乱吃下火药，乱吃抗生素，乱吃补药是最为常见的现象。为此在世界范围内形成了一种叫药源性的疾病，许多人为此付出了高昂的代价。

1994年中国因药物中毒而死亡的达19.2万人，美国1994年也高达10万人之多。因吃药中毒而住院抢救的每年也高达200多万人，中毒性肝炎有三分之一是因为长期吃药造成的。我国儿童因用抗生素造成药物性耳聋，每年高达3万人，给人的一生，家庭、社会都造成了不利的影响。一串串的数字连起来令人触目惊心，但却未能引起人们应有的高度注意和认识。

老太太的头痛可以不吃药吗，不吃药会好吗？结果已做了正面的回答。不必要的服药,不必要的输液,不必要的手术,不必要的检查的现象,在当今还十分突出。中国每年有160亿次的注射,世界有关卫生组织在批评中国这种现象时指出,其中70%是没有必要的,可见它的严重程度。中国艾滋病传播的初期就是因注射而引起的,乙肝有50%是输血造成的,抗生素的乱用使白血病也急剧增加,所以有人说许多病是治病治出来的,有些老病号感叹地说:"怎么病越治越多,越吃药反倒病情越加重呢?"科学用药、规范用药,能用贱药不用贵药,能用中药不用西药,能用自然疗法尽量不吃药,这是有些人总结出来的体会,有一定的道理。

二、找病根,根不明慎用药

老太太的头痛实际上不是病,而是病的一种症状,是什么病因使她头痛呢?中医分内因和外因,不明内外因的头痛症状应该做细致的分析。

就头痛的部位:前头痛属足阳明胃经,肠胃功能不好的就会引发前头痛;还有急慢性鼻炎、鼻窦炎等鼻部疾患会引发前头痛;另外眼部的疾病曲光不正也会造成前头痛。头顶痛属足厥阴肝经,因肝阳上亢所引发的高血压病最容易造成头顶痛。两侧头痛属胆经,后头痛属膀胱经。

就头痛的时间和头痛的感觉也不尽相同,如有闷痛、胀痛、抽痛、转着痛等,多样的不同,轻重的不同,长短时间的不同,有上午重下午轻,有白天轻晚上重,还有一着急就痛,一休息不好就痛,有一见风就痛,有女性来月经加重痛,受了自然界的风寒湿也会引发头痛,如有爱生气、着急、性情急躁引起的头痛,有因长期紧张、睡眠不好引起的头痛,还有常发于30~40岁女性的神经血管性头痛,有脑部长肿瘤引起的头痛,有外伤脑震荡引起的头痛,有血虚头痛,也有血瘀头痛。我们列举了这么多的头痛病,只是告知大家不要采取"一止"或"一镇"就了事的处理方法。控制减轻的方法是应该细心观察和分析,尽量找出痛的原因,要顺瓜摸藤,找病根,根不明,慎用药。

我们有些家属送病人到医院,病人某部位疼痛难忍,大夫却不急于用药,更不轻易用止痛药,急得家属向大夫恳求"您先给病人用点止痛药,先缓解缓解"。这就是家属的无知,在没有弄清疼痛的原因时,应密切地观察身体的各项指症,以及疼痛的各种反应,以摸清和确诊病因。在还没有弄清楚原因之前,使用止痛的方法容易错诊,误诊,干扰诊断。大夫不给患者及时地止痛,极大地引起家属的不满,这是我们在医院常见的现象,这能不算是误区吗?

老太太五十余年的头痛获痊愈,就说明是彻底通了。许多病都是不通造成的,老太太从鼻孔排出的黄色黏液就是造成不通的垃圾,出汗后遭受风寒侵袭,久居头部造成经络不通,影响了正常的血液循环和新陈代谢。这些垃圾不除,头痛就永远不会彻底痊愈。

头痛是这样,其他病症是不是也是这样,我们通过一例50余年的头痛作为例证,来结合自己的病症举一反三,也去找原因去做"通"的工作,排出垃圾以达彻底痊愈。我们从中可以悟出,有些不是病不好治,而是我们走进了误区,用错了方法。

· 走出健康认知的误区 ·

· 几个专题谈误区 ·

感冒的误区

一、误区之一

说起感冒病,这是人们最熟悉的常见病和多发病,哪个人一年不得个一次两次的,都亲身体会过感冒的感觉。

然而对待这样一种最常见的疾病,对它的了解和认识程度究竟有多深,对待和处理又都存在着哪些偏差和误区?现就我所掌握的知识和我在现实中所见所闻的感触,揭示和分析人们对感冒的认识和做法是不是存在着许多的误区。

我们谈及治感冒时常说的一句话是:中国家家都有医治感冒的大夫。乍一听,有些人似乎还有些不解,一经说透,大家都有所认同。家里有人患了感冒,正躺在床上休息,家里的其他人回来了,问道:"怎么啦?"回答:"感冒了。""噢,我给你找点药。"说着翻抽屉或药箱，找出一种或两种，挑选其中的一种，"吃这个吧"，倒好水，拿好药，走到床前递过去，"赶快把药吃了吧"。这样的镜头或场景，您是否见到或经历过，您是否也担当过其中的主要角色？许多人对我讲述的很认同，家庭医生连护士的角色一起演，服务周到送到跟前。大家听过笑了，然而这位当家庭医生的人对感冒的知识又了解多少？家人的感冒和你给找出的药是否对症，你又有多大的把握呢？自己和家人都不会有更多的思索和怀疑，家里人给自己药吃，没人怀疑是害自己，自己感冒了家人让自己吃的也是治感冒的药，都会毫不犹豫地把药吃掉，至于对不对症，根本就不在思考的范畴。

二、误区之二

吃药怎么样？怎么还不见好？又翻了翻抽屉和药箱，"吃这种吧，这是我上次感冒看病给的药，这个药好，刚出的，价还挺贵的"。也根本不去考虑，服药间隔的时间，也不会考证两种药有没有相同的成分，会不会过量。

以上这两种现象非常普遍，为什么这样普遍，又是什么原因促使许多人都这样做呢？分析起来其中最主要的一条是认为：谁也得过感冒，感冒还算得什么大病？随便吃点药就好了，年轻力壮的有的不吃药扛一扛就过去了，从内心里就没有把感冒这个病重视起来，所以表现的轻视和草率。

三、误区之三

另外要懂得：药无好坏之分，只要对了症就是好药。什么贵的比便宜的药好，新出的比传统的药好，进口的比国产的好，西药比中药快等，这些认识都是误区。

四、误区之四

"怎么啦？""感冒了。""几天啦？""赶紧去输点液吧，我一感冒就去输液，吃药不顶事，一输液好得可快啦！快去吧。"可谓是"仙人指路"，指点迷津，说起来也是好心，把自己的经验体会毫无保留地介绍给他人，也算是个热心人。

正是由于有许多这样的热心人的宣传指教，认为治疗感冒一输液好得快的流行，可以不输液的都去输液，似乎医患者都成了套路和惯例。这遭到了世界卫生组织的批评：中国输液状况太滥了，输液中有70%可以不输或不应该输液！

国外发达国家的人们对保护自身的血管非常重视，因为他们十分清楚，血管是人的生命线，是供应人全身营养的唯一通道，血管老化了，就说明人老化了，经常反复地输液，较浓的药液直接刺激我们的血管壁，会快速地使血管变硬，直到最后血管连扎针都困难了。如果中国人都了解这些情况，滥输液的情况就会大大减少。该输液的病还是得输，不该输液的，可以不输的，就不要去凑这个热闹了。因为它弊大利小，长期输液有损人的健康。

人为什么会出现这么多的误区？因为是知之甚少甚至无知。人为什么会感冒，这是属于一门科学的问题，就是人体生命科学，科学的问题是来不得半点虚假，也不能含糊其辞草率行事的。因为它是关系到人的健康和生命的大问题。感冒司空见惯，所以有些人就不以为然，因此没有给予足够的重视，可当你了解了感冒的内涵，也就会自然减少对感冒病的误区。

市面上治疗感冒的药可以说举不胜举，中成药的、西药的、国产的、进口的、中药及西药合成的，传统的和不断新研制及生产的，再加上民间的土法验方和中医开的汤剂或片剂，西医的注射和输液，刮痧、针灸、拔罐……可谓是丰富多彩。说到这可能有人会问："根据你的经验，你说什么法最好，什么药最快？"这个问题暂且不急于回答。为什么呢？药是针对病的，不知道干什么活，怎么知道准备什么工具呢，没弄清是什么病如何下药？就是确定是感冒了，还要分清是哪种类型的感冒才能用药。是的，正是人们不知道感冒应分类型才走入误区。

从现代医学讲感冒主要分两大类，一类是由细菌引起的上呼吸道感染所造成的，另一类是由病毒所引起的感冒。这决不是简单的篇幅可以讲清的。

五、误区之五

人们一见感冒发烧就认为有炎症了，就服抗生素消炎退烧，却不知病毒性的感冒也会引起发烧，错误地服用抗生素对病毒引起的发烧根本没效果，不但无利反而有害。其一：延误了治疗的时机，使疾病不能得到及时的控制。其二，服用抗生素不当容易造成药源性疾病，抗生素杀伤人体白细胞，会降低人体免疫力，降低人体抗病能力，使病程延长，更为重要的是滥用抗生素，增加患白血病的几率。

细菌和病毒性的发烧一般不难区别，病毒性感冒有很强的季节性特征，带有群发性，有传染的特点；另一种最快捷的鉴别是验血，感染细菌所致的发烧检测白血球比正常人高，可以说是一目了然。

属于病毒性感冒，西药需用抗病毒类药。要说中医对感冒的分类分型，那要比西医分得细致和复杂得多了。中医是根据所感受的病邪来划分，也就是按风寒暑湿燥火来划分，还要结合自身的体质，是阴虚阳虚气虚血虚以及脏腑功能的盛衰，病邪及入哪条经络，还要结合沉积体内的老病综合分析。分类都如此复杂，更不用说治疗了。过去有这样的传说：一名中医如果在同行中说："我会治感冒"，同行人都会给他伸出大拇指加以称赞，现代人不会理解其中的含义。过去的老中医出诊看感冒，按脉诊断完开出处方，煎好药服下，点燃三柱香，燃净后再查按脉，说"好了"。家属不放心，再让留个方子，老先生会说吃不吃都行了，愿吃善后调养，再吃剂也可以。人们听到这都不会认为是真的，因为这样的情况也很少听到过更没尝试经历过。现在一个感冒就开上三、五剂药，如果要让古人知道了，一定会生气哀叹：怎么把中医糟蹋到了这种地步了?!

可能有些人在这篇论述中想看到中医对感冒怎么分类分型的，这本书主要谈误区，有兴趣想了解的朋友可以到书店，非常容易地就能看到如何分类分型的专著。不妨读一读，了解中医是怎么诊治的。开卷有益是必然的。

说一件我在医院参加会诊的情况，可以帮助大家认清感冒的复杂性。那是发生在1972年的事情,一位年轻的女士感冒发烧经西医治疗一段,找不到发烧的原因,高烧不退,因此请中医会诊。听完西医的介绍和患者的接触,根据她的症状,我问了她一句,你是不是在感冒初期来月经了,患者点头说是,这是中医论述的"热入血室"的典型病例,小柴胡汤主之,一剂烧减,两剂烧退,几毛钱的一剂中药,只要对症,效果极好。我讲的小柴胡汤是后汉名医张仲景的名著《伤寒论》中的一个方剂,书中以方经辨证论述感冒,创立了麻黄汤,桂枝汤,葛根汤。小柴胡汤只是其中的一个名方,流传至今在临床上仍在使用。有关感冒论述较多的还有温病论的学派,风盛于明清年代,以营卫气血为纲。论述感冒最著名的方剂是银翘散,治疗属风热型的感冒,经改制为片剂沿用至今,为银翘解毒片。现代医学研究发现维生素C,大于常量的服用可以预防减轻感冒症状,因此又出现了中西合剂的维C银翘感冒片,又有在银翘散适应症中还有咳嗽的症状,就服用桑菊感冒片。

以《伤寒论》为代表的重点是论述以风寒为病邪的感冒,以六经辨证论述人体感冒风寒后,不同类型的表现,以及传经变化的各种症型,非常经典。有一种说法：感冒不治一个星期自己就好了，这与六经传变不无联系。以《温病论》为代表的重点是论述以病邪、风热、风湿、风燥、湿温等原因造成的感冒，以营卫气血为纲的临床辨证，并对传染病的治疗作出了贡献，除了创立著名的《银翘散》、《桑菊饮》，还有《藿香正气水》也应该讲一讲，一提这药很多人都会摇头，"太难喝了"，这不假，但提到它对中暑和肠胃型感冒的作用时，还会首先想到它。你想是病痛让身体难受？还是畏怕药的难喝？两者必选其一，良药苦口利于病，想通了也就不那么难喝了。有人说可以喝胶囊，我认为还是水剂来得快吸收好顶事。对预防病情的，还有小朋友实在喝不下，也可以选择胶囊。

提到治疗感冒的"好药"，《防风通圣》也算其内，它既有治疗感冒的作用，还有预防的作用，春秋两季是感冒的高发期，流行期。在这两个季节临到时提前一个星期左右服上（大人小孩都可以服用），有很好的预防效果。原因是这种药有解表通里的作用。所谓解表是指人在自然界中难免受到风、寒、湿、邪侵袭，解表就是发散之意，就是把病邪发出去，散出去，做一次外邪清理工作。通里就是通内，就是体内由于吃的喝的不一定十分科学合理，难免冷了，吃多了，吃硬了、消化不好积住食了,存着水了,有了气了,化成火了,造成了脾胃不适,肠胃不通,大小便不畅,通里就是做一次体内清理垃圾的大扫除,净化一次体内的环境,又解表又通里,垃圾从皮肤从大小便排出去了,人就舒服多了。因此对治疗和预防感冒,都有很好的效果。流传有这样一句话,"有病没病防风通圣",说到这再多说上两句,第一句:有人用此药治疗肥胖型的高血压;第二句:据说日本女士服用此药来减肥,按药物性能组合分析是有根据的。不嫌啰嗦再加一句:此药对有些皮肤病,也有很好的效果。

还有感冒发烧、发冷、浑身关节肌肉痛这种症状,清瘟解毒类的药好用,如果再往下细说就是专题了,拉回来继续说感冒的误区。

六、误区之六

有人患了"感冒"吃了药不见好,又换其他药,要么加大服用量,一个星期了还是不好。奇怪了,吃了这么多感冒药时轻时重,怎么就是不好呢?这个奇怪是对的,为什么我们在谈误区六的这个感冒加上了一个引号呢,因为它不是真正的感冒,但初起的发病症状和感冒差不多,一般人很难分辨出来,就是初起到医院看医生,也难免误诊。它不是患的感冒又是得的什么病呢？有许多病初期的症状并不十分明显典型，没有经验或没认真诊断，很容易误诊或漏诊。有时还需要进一步的观察，或做进一步的检查才能分辨清楚。说了半天是什么病初期最容易错诊为感冒呢？临床常见的有心肌炎和肾炎，心肌炎为多，心肌炎又分病毒性的和细菌性的，那么我们怎样才能避免走入误区呢？第一，观察，我们这次感冒和往次有什么不同，和同时有感冒的人症状有何区别？特别是心脏有什么不适的感觉。第二，就是别再当治感冒的家中大夫了，有病到医院去看医生，可减少进入误区！另外比较关键的一点，感冒经治疗一个星期仍未痊愈者，特别应该引起警惕，如腰部不适的，小便有改变不正常的，要到医院做一个尿常规，看是不是肾炎或怀疑是心肌炎，到医院做进一步的检查，心肌酶的测试，很容易可确诊是否是心肌炎。

七、误区之七

许多人把经常感冒简化为"易感"，易到什么程度呢？常见的有三天两天感冒，小朋友有的一月准有一次感冒发烧，扁桃体发炎肿大；有的妇女每月来月经都有轻重程度不同的感冒症状。有的说我周围只要有一个人打喷嚏我是准感冒，有的说外面只要有感冒流行,我哪次也逃不脱,有的说我一年才感冒一次,我回答说还可以,他接着说:"从天凉开始一直到转年开春,天气转暖平稳之后才结束。"这一次的时间可真够长的!两天好三天不好,稀稀落落连绵不断。感冒对这些人来说,也算习惯和适应啦,这些"老感"们许多人表现得无可奈何,病不算大,但身体老处于不舒服的状况。有些人感出经验来啦,摸索出来吃哪种药比较好且好得比较快,那么这些"老感"的误区又在哪呢,不论对表现无可奈何,还是感出经验的人来说,他们是长期陷入了感冒的误区,为什么呢?

让我讲:凡事都应该问个为什么?我为什么老感冒?第二问是人为什么会得感冒,感冒发病的原因是什么。你老感冒,原因找不到,问题发生在哪,你都不知道,还能谈得上解决问题吗?人之所以会得病会患上感冒,不外乎内因和外因,再进一步说清楚,就是内因的正气和外因病邪之间的一个较量的结果。中医讲:"正气存内,邪不可干,邪之所凑,其气必虚。"真是一语道破天机!调养好正气,防犯点病邪,人就会不得病或少得病,道理就这么简单。说得简单点是让你好明白这个道理,但要真是做起来做到位,确实就不像说得那么简单,但是按照这个道理,依据这个道理才能从根本上解决感冒的问题。

八、误区之八

有人想找到治感冒最快最好的药,有人还幻想吃一种永远不再患感冒的药,有的药研单位试图研发生产能治疗各种类型的特效感冒药,据说英国某药研单位,花掉200万英镑历经10年的时间,经过无数次的筛选和试验,最后的结果是两个字"没有"。一个没有结果的研究,实际上也是一个成果,因为它为人类与感冒作斗争付出了辛勤的劳动,也充分有力地证明:感冒不会有一种特效药,必须走一条辨证施治的正确之路。靠吃药想从根本上解决感冒的问题,就是认识上的一个误区。

人们看了上面的内容是不是悲观地认为,感冒就真的没有什么好办法了吗?不,不是的!几千年的中华民族有璀璨的文化,有历史悠久博大精深的底蕴,有中华医药的瑰宝,难道对感冒真的束手无策吗?真是没有一套有效的方法吗?许多人可能会说,中药太麻烦,太费时,太难喝,跟不上时代的步伐了。深爱着中医的老年人,虽不怕麻烦,但却哀叹找不到好中医!古老的中医如何发扬和发展?这是一个很大的课题,不是本书探讨的范畴。但必须要创新,跟上时代的发展,符合现代人的要求,既简单快捷,又安全有效,却是追求的方向。我一直在探索着,也收集、验证和推广这个专题。比如黑龙江省佳木斯市的一对夫妇到深圳去看望给日本老板当翻译的女儿,住了几天后,有几天女儿回来比原来晚,问其原因,女儿答道:日本老板患感冒发烧快一个星期了,吃药输液都不见好,上不了班,所以帮助他打点公司的一些事情。她父亲说:"我们来给他治。"上街花八毛钱买了一根大葱,又给倒了些从东北带的白酒,告诉她女儿如何操作,让她交给老板的服务人员。第二天她女儿回家告诉她父母,她的老板用完之后,今天已经好了,上班了,日本老板还说要上饭店请你们吃饭以表谢意。这个简单的方法,就是经我学到后验证有效,又在广播电台宣传的,取材方便,操作简单:葱白三寸,枣大的一块生姜,加少许盐,捣成泥状,二层纱布包好,蘸白酒少加点水,在感冒发烧的患者身上搓,前胸后背,手心脚心,搓完后,适当多喝一点开水后睡觉,见汗即愈。还有一句话提醒读者注意,有些感冒发烧给服阿斯匹林,发汗退烧后,如果手心脚心不出汗,即便一时体温下降,但还会再发烧。这可谓是经验之谈,发烧发汗不可反复使用,也不可出汗太多,否则容易造成体虚,使病邪内陷,这也是在治疗感冒时用发汗退烧所见到的误区,就是说不能反复使用发汗的方法退烧,一定要注意这个误区。

我入中医门已四十余年,通过学习和临床实践,努力总结、学习和探求着各种疾病,特别是对常见病和多发病简单快速有效的方法,从书中找,跟老师和同道学,在百姓中收集,逐渐走出一条发现、发明和发展的顺畅之路。比如我从延年益寿养生保健取得成功的人士中,包括书中介绍或民间经常涉及到的其中就有泡脚这项内容,这种发现就在我思想上定位。1998年我在郑州到社区宣传自然疗法,在谈到泡脚时一位中年妇女答腔说:"泡脚就是好。"我问她:"你怎么知道好?"她说从记事起就看到母亲天天泡脚,从不间断,八十多岁了,不知道病是什么滋味,连最常见的感冒都没尝过是怎么难受法。这对我触动很深,同时又是一个有力的验证。2000年我再一次在郑州广播中宣传自然疗法,推广三部曲五步操,推肚子泡脚,一位六十多岁的先生打进热线,交流叙述他的母亲常年坚持泡脚和推肚子,什么病也没有,96岁还能做些家务活,也是从未患过感冒。所谓发明,其实就是对一招一式的有效方法做一个系统的整合,使之更加规范化,完整化。早晨的五步操就是整合的产物,三部曲也是一个比较系统完整的组合,通过在广播电台的广泛宣传、百姓之间的传播,特别是通过山西人民出版社出版发行的《李氏自我养生康复法》一书,使这套方法更加广泛、规范、细致、深入地得到宣传、普及和推广发展。还在三部曲的基础上进一步发展为以十大自然疗法为内容的综合疗法。即:1. 精神与心理疗法;2. 饮食疗法;3. 运动疗法;4. 呼吸疗法;5. 音乐疗法;6. 磁疗法;7. 拔罐疗法;8. 按摩疗法;9. 外敷法;10. 药浴法。再加千百年来在实践中有奇效而流传下来的偏方和验方。通过宣传、普及、推广在全国各地数以万计的人受益,最普遍最突出的反馈就是坚持认真地每天做三部曲不再感冒了,仅此,就是多么让人振奋的效果呀!

我在讲座接热线时,就有一位"老感"的老太太说:"以前感冒对我来说已成家常便饭,周围只要有一个人患上感冒,或外面发生流行性感冒,我哪次都逃脱不掉。自从用上自然疗法,我至今还没感冒过一次,有一回全家人都得了感冒,当时我真有些担心自己会不会又被传染上,真没想到我一点事也没有。"老太太说时,显得是那么高兴和自豪。

这些大量的反馈证明,面对感冒这个最普遍的问题,我们找到了一套简便易行有效的方法。这三部曲、五步操既完善建立了有预防作用的第一道防线、也建立了第二道防线的基本框架。自然也斩断了由感冒引发的各种病症；又切断了遗留的各种病症再次和反复多次引发感冒的这个恶性循环的链条。这是对解决人类感冒病的有效探索，这让我们也感到非常自豪。因为这再一次展示了古老的中医药，特别是养生保健的实力和能量，不仅为中华民族的健康事业的传承发挥了强有力的作用，也将为世界为全人类做出积极的贡献，它体现了传统中医从根、本、源入手及辨证施治的特色。人类面对常见的感冒有了一套行之有效的方法，攻克了感冒这个最常见的多发疾病，其产生的社会效益和经济效益是无法估量的。中国有13亿人，全球有60亿人，从此基本杜绝和防范了感冒这个人人都需要面对的问题，其意义的广泛和重大是不言而喻的。

三部曲的方法简单易学，易操作，容易推广，它安全有效省钱，适合于预防又可起康复作用，适用于老年又适用于中年和青少年，城里人乡下人，有钱的没钱的都可以学习和运用。三部曲为什么对感冒有这样显著的效果呢？三部曲所产生的作用机理，又怎样和感冒发病的病理、病因相吻合的呢？我们下面再讲。

九、误区之九

前面提到的那些"老感"们,他们都有普遍共同的一点,就是脾胃和肠胃的功能都不太好,身体虚弱不经风寒,既怕冷又怕热,非常敏感和脆弱,见不得一点风寒,又受不得一些热。人们常说他们是小姐的身子丫环的命。现在许多人都知道了,这种情况是免疫力低,常是过敏性体质,对风寒很敏感。既知道是和免疫力相关,就要善于解决增强免疫力的问题,感冒常与我们人体的肺、脾、胃和肠的关系最密切。肺主皮毛开合,风寒由皮肤而入,肺气虚会直接影响皮肤对风寒的抗病能力。呼吸系统功能的紊乱降低及病变,都给外邪入侵留有可乘之机,如有气管炎、支气管炎,肺气肿、肺心病、还有鼻炎和扁桃体炎这些器质和组织的病变,就会和感冒形成了恶性循环的相互影响。中医在讲五行生克关系时,把肺列属金,脾为土,土生金,为母子关系。子虚补其母,健脾养脾以生金,滋养其肺;脾又属人体免疫系统,因此脾又是解决感冒基础的重要环节之一。脾和胃相为表里,一脏一腑,一个主升,一个主降,一个受纳,一个运化。所以中医称脾胃是水谷之海,气血之源,是供应维持人体正常生存与活动的营养来源,故称为后天之本。这是中医讲感冒的第一种原因。

第二种原因中医讲：没有内热不易外感。饮食偏多偏厚味，缺乏运动消耗影响机体的正常新陈代谢，或因情志不畅影响了消化，造成了气瘀、血瘀、食瘀、痰瘀、水瘀和火瘀，郁滞不通化火形成了内热，不仅上下不通，也影响到内外不通，这是最容易引发感冒常见的一种原因。

这种由饮食引起的内热造成的感冒，最多见于青少年，消化功能不强，偏食，爱吃的就想吃个饱；不爱吃蔬菜，冷饮又吃得多，零嘴不断，吃上一段就会感冒一场。中医讲："要想小儿安，必须三分饥和寒"，家长的过分溺爱是儿童生病感冒的主要原因，真可谓病在孩子身上，病根在大人身上。儿童吃的穿的应该欠三分，然而现实当中家长常是过三分。违背了自然规律，孩子能不感冒不生病吗？大人越捂小儿就越经不起风寒，一感冒就更怕风寒，所以就更捂得严实了，这种恶性循环是造成儿童经常感冒而病根却常在大人身上的误区。

上面讲到了推肚子的作用就是能把积于胃肠食火痰水一推而通之，保持中焦的通畅，大小便的通畅，体内没有了内热就不容易引起外感，同时通过推肚子，有力地促进了脾胃的消化与吸收，使水谷转化成气血，气血足免疫力提高，抗病能力就能增强，推肚子对预防感冒的意义和作用主要就在于此。

泡脚又与感冒有什么关联呢？泡脚能使人体内外通，人在自然界中活动受外邪必不可免，睡觉前把脚一泡，泡到了全身似出汗还未流汗的程度，这就起到了打开人体第三通道的作用，可散体内的寒热，达到内外相通，从而促进了体表的血液循环。促进体表新陈代谢的同时也增加了体表的免疫功能和抗外邪的能力。每天坚持做体内的清理和疏通工作，不欠身体的债也就不用担心身体和你算总账了。

每天早晨需要做的五步操与感冒有什么关系和作用呢？我们知道了感冒与人体免疫力有关，那么什么时候免疫力相对低呢？把住薄弱环节，不给疾病入侵留可乘之机，这也是预防感冒必不可少的知识。妇女在三期即月经期、产后期和更年期；婴儿在六个月之际；儿童在未发育成熟之际；中年在四十岁"人过四十天过午"的亚健康之时；老年人在生理功能减弱时；还有人在过度疲劳时，睡眠不足或失眠的人，长期处于高度紧张时，心情受到压抑、情绪不稳时和刚睡醒气血还没完全循环畅通时，这些情况下人都处于相对的免疫力低,所以最容易感冒患病。在这种基础上再加上一些诱因,就是一冷一热的,或一热一冷环境温度突变时,这些时候最容易受到外邪的侵袭。明白了这些道理熟知了这些规律,再配上相对应的方法,就如加固了防护栏,这些知识和方法就能使感冒远离我们每一个人。

五步操就是根据人清晨起来,气血还未畅通之际设计的,做五步操能促进人体快速地达到气通血活的目的,一、十指干梳头;二、按摩迎香穴搓鼻子通肺窍;三、把脖子搓热;四、扩胸增强心肺功能;五、交叉抡打肩和腰。气血活了就增强了人体挡风寒的能力。比如一些人游泳前不在岸上认真做准备工作,一头扎在水中会造成腿部抽筋,又不会自救,又赶上没有人及时救,造成了死亡,就是一个最好的佐证。吹过堂风,出汗时长时间吹电扇,进温度过低的空调屋,图一时的痛快,这样不在意或根本没有意识到时,轻则会感冒重则患风湿关节痛。所以体弱者要格外注意温度的变化,随时增减衣服,平时加强体育锻炼。

十、误区之十

就是人们对感冒危害性的程度和影响认识得不足,应对不力。

有些人感冒咳嗽,随便吃点药感冒见好,但咳嗽的后遗症却留下了,怎么吃药也不见好。止咳药镇咳药,强力镇咳药,仍然效果不佳,咳嗽不止。其实咳嗽是病理的反映,不分性质而采取高压手段,病邪就不能从根本上解决。咳嗽怎么会好呢?这是在患感冒后期的又一个常见的误区。从中医角度讲,这种情况下的咳嗽,属感冒后余邪未尽,咳嗽应服止嗽散加减而愈,却有人不懂留下了病根,久咳不愈会造成支气管扩张,引起了痰中带血甚至咳血。

有一种说法:人偶尔感冒一回并不全是害处,感冒还能起到调动人体免疫系统的全面启动和增强。什么事情都需要辨证地看。因为有些因感冒得了气管炎和支气管炎,留下了病根;有的终生相伴,夜晚只能坐着睡觉痛苦不堪。这些人常哀叹说"欲生不成,欲死不能。"有的因感冒留下了肺炎的病根,免疫力低了,又容易再患感冒,一感冒总成肺炎,反反复复恶性循环,使病情不断发展,最后形成了老慢性支哮喘病,肺气肿,肺心病,最后造成心衰。可见感冒这一常见病,如果不去防或患上后没引起重视,或治疗不当不及时,所引起的严重后果是不能不引起人们的高度注意。有些肺气肿、肺心病只要一感冒必须住院,因为发烧或喘不上气来，或心脏也跟着难受。有人奇怪感冒还需住院治疗吗？那得看是谁得了感冒，这些人住院已成家常便饭。

因感冒留下了慢性鼻炎的根，留下了扁桃体肿大的根，这些在体内留下了病灶，又最容易经常再感冒。又如：对感冒的危害性认识不足，落下了慢性鼻炎，对于它的危害性有些人仍然认识不足，一旦青少年因感冒得了慢性鼻炎，它会使人头脑总不十分清醒，特别是前头部有闷痛的感觉，晚上睡觉造成喘气不畅，影响了睡眠的质量，自然也影响了孩子的发育成长，还容易造成上课学习注意力不能集中，记忆不牢，学习成绩下滑。而有些家长对此无知，非常着急，不惜钱财，买辅导材料请家教，但都收效不大，令家长十分恼火，错误地去批评孩子不努力，辜负家长的一片苦心，这又是一个常见的误区。

有的孩子一感冒就发烧，一发烧就得去医院输液，一输液最少三五天甚至一个星期。什么原因呢？以前的一次感冒留下了扁桃体肿大，每次孩子一病，家长就提心吊胆，看着孩子打针输液家长心疼。如果能替都想替孩子得病受这份罪，真是可怜天下父母心。有的罪还可以代替，而患病这个罪，母亲再疼都无法代替。孩子一病还得请假不能上学,看病回家孩子还得看书写作业,家长就更心痛了。有的因请假太多跟不上学习进度被迫休学。许多这样的家长对我倾诉,说明此状况非常普遍。因此叙述的就细致一点,也在此顺便告诉这些走投无路的家长一个被称为"神招"的方法,每晚泡脚10~15分钟,加上多半勺(小勺)盐,在双脚的太冲穴,按摩3~4分钟,睡觉平躺在床上从上往下推一百次肚子,再用两个磁片贴在双侧肿大的扁桃体外面(下巴两侧鼓起的包上)。如此简单方便的方法不知解决了多少家长和孩子的痛苦。

感冒防范的重要作用,对患有心肌炎,特别是患有风湿性心脏病的人来说,它的意义就更大了。每一次的感冒都会或多或少,或轻或重地增加心脏病状。所以,要尽量防感冒,给受伤心脏要创造良好的休养生息的外部环境,避免各种不良因素给受伤的心脏新的不良刺激。风心病人不能结婚,非要结婚千万不能怀孕生育要孩子。有人不信非要尝试这个"禁果",抱着一线侥幸心理,结果就"中毒"死亡了。这又是常见的误区之一。

感冒的误区实在不少,要再往细写就成了感冒误区的专著了,简此如上吧。

·几个专题谈误区·

误 与 悟

一、悟的重要性

上悟天,下悟地,中间悟人间,不要忘了悟自己。

这个"悟"和我们要谈的健康误区的"误"是同音不同意。

悟是觉悟,悟性、醒悟、感悟。"吾"当我讲,竖心旁是用心,主旨是指:"我要用心去思考。"人的一生要去思考哪些重要方面呢?即四个和,与天和,与地和,与人和,与己和,这是人生事业成功的法宝。不去悟,或是没有悟到真谛,怎么又能做到和呢?不和,又怎能获得成功呢?和则顺不和则逆,悟清楚了,悟明白了,就会减少失误,就避免在误区之中不能自拔;增加悟性,就会减少误区。

人为什么要学习,而且要不断地学习?就是启迪人的悟性,开发人的大脑,去掌握自然规律和社会科学,要学会走好人生的征程,在更多的领域,更广的空间,更大的人生舞台展示自己的学识和技能。多一点"悟"就少一点"误"。"悟"再说白一点就是思,而且要三思,做什么事都要三思而后行,特别是大事情,事前有设想计划和安排,事中有观察有分析有应变,事后有总结。养成科学的思维,日积月累的总结,提高升华必在其中。如能借鉴历史,借鉴别人的经验与教训,那更是聪明之举。有了更多的学习借鉴和思考,在人生的征途上会减少更多的困难、挫折和失败。使人生的道路走得更宽,更平坦,更健康,幸福和快乐也就尽在其中。

知识使人聪明,无知和愚昧造成了许多悲剧的发生;知识使人想事做事多一些理性,无知带给人是更多的盲目和冲动,进入误区也就在必然之中。

不学习不思考,是人容易走进误区的前提;贪和欲,更是引诱人走入误区的诱饵,贪财、贪色、贪吃都是杀人不见血的利剑;欲无节制,欲望膨胀,也会使人一步步地走进误区。

我们说到"误"又想到"悟";说到了健康的误区,又联系到人生的误区。这之中都有无法割裂的内在联系。为此,在下面对"四悟"和"四和"的理解和认识谈一些粗浅的体会，不一定正确，但愿与大家一起讨论。

上悟天：天的含义有两方面，一是自然气候。一年四季春夏秋冬，其特点春生、夏长、秋收、冬藏。自然界有风雨雾雪冰霜雷，是对人体有影响的，中医常讲的是风寒暑湿燥火，悟实际上就是了解和认识它的变化规律和特点，了解和认识的目的是为了更好地适应和利用，从长远发展还要保护，不要去破坏自然的生态平衡，要与大自然和睦相处，既不让自己受到伤害，也不去伤害大自然。二是政治气候。人类漫长的历史一次次的变革推动着社会的进步与发展，每一次的变革都会带来冲击波，影响着人们已经习惯适应的方方面面。许多人对发生变化的生活学习和工作尤其是思想观念认识一时难以理解和认同，因此心理上，情绪上就会出现格格不入难以适应的状况，对心理的健康及身体的健康都不可避免地造成不良影响，所以我比较赞同这样一句话"适者存，不适者亡。"不论是自然气候还是政治气候都是如此，所以在世界范围内提出了健康的新标准，什么才能称为健康？不仅是身体的健康，还要心理健康，就是要适应生存生活的环境，才能跟上时代的发展和进步。

天的含义还很广、很深，如宇宙时空，我们只讲一小点与健康贴近的话题。

下悟地：天下面都称为地，有山有水有土地，不同的地理有不同的气候，不同的地域还有不同的饮食，不同的生活习惯，也创造成不同的文化及不同的信仰。都需要我们主动地、自觉地去适应。当我们悟到时，就会感谢天、感谢地，有这样的一首歌，我们常喜欢听。"大地是母亲，为人类生存提供着丰富的食粮……"有一年我从南方的福建到了北方的包头，颇有一番感触，我顺口说了四句话："荔枝树下品甘甜，蒙古包内好茶端，南北一行多慷慨，感谢大地造万千。"人类无止境的贪欲破坏了生态平衡，必要受到惩罚的。地球村是人类唯一的生存地，一旦遭到破坏，我们的健康，我们的生命都将受到影响。

中间悟人间：人间是美好的，引得仙女都下凡。当你深入其中，逐渐悟到了人间有真与假、善与恶、美与丑，逐渐也学会了生活，那就是"笑脸对人生，冷眼看世界"。乐观的人生态度，冷静的观察，理性的处置。用智慧去寻找，用勤劳去创造，用真情宽容去相处，用毅力去坚持自己的理想和目标，寻求幸福、快乐与健康。

别忘悟自己：人的一生要品尝着酸、甜、苦、辣，有磨难，要过一个个人生关，要经历生、长、盛、衰、亡的过程，生老病死是自然规律。伴随人生有理想和目标，要学习、要工作，要成家立业，娶妻生子。婚、丧、嫁、娶伴随着人的喜、怒、哀、乐。在人生的旅程中我们去完成和经历着这些事情的同时，这些情况也伴随着我们：顺利与曲折，成功与失败，轻松与紧张，压力与宽松，痛苦与幸福，美满与缺憾，坚定与彷徨，理智与盲目，聪明与糊涂，勇敢与怯弱，快捷与缓慢，努力与懈怠，还有贫穷与富有。高度概括即为精神与物质。思想的境界起着决定性的作用。有人说性格决定人生，有道理；有人说命运、努力和机遇这三大要素决定人生，也有道理。不管哪个最准确，这些都是人们悟人生的精辟之论。电视中展开"是男人累还是女人累"的公开讨论，在谈到悟人生中关于"累"，我也谈一点自己的看法：第一点，男人和女人都累，连有些老人和孩子都感觉累。第二点，累是有肥沃的土壤和大气候所促成的。全球一体化的经济，人们求快、求多、求新、求高、求先，所以谁也不敢怠慢，落伍就会被别人瞧不起，就要挨板子。第三点，累是不能上秤称，用尺量的东西，是我们自己身体与心理的感受。有的可比，有的不可比。第四点,如果往深处再悟一点,喊累的人更多的是心累。老年人要操心,家长对子女是担心和揪心,有学业和事业的人要苦心,妻子要防丈夫有花心,和别人比还有虚荣心。怕老板解雇要担心,干了活、发了货、怕钱到不了手会揪心。出门、做事怕上当受骗还要小心。学习成绩不好,工作不称心,收入不高,对象搞得不如意,还灰心。一句话更多的是心累!长久下去,不是紧张、兴奋得睡不着觉,患上了紧张综合症、高血压病……就是严重到弦绷得太紧了,发生了过劳死或猝死。不如意的则沉默、失眠、抑郁了,严重的患上精神病或自杀。有句话说得好,此时退半步就会海阔天宽。

大量的信息、多元化的生活方式发生相互碰撞,有些人茫然了,不知所措,莫衷一是,我们的心弦时时刻刻都被拨动着,奏响着喜、怒、忧、思、悲、恐、惊的音符和乐章。它不会顾及你是愿听或是讨厌,而且还会渗透到你的五脏,因为中医讲:"喜伤心、怒伤肝、悲伤肺、思伤脾、恐伤肾",七情太过与不及对身体都会造成危害。

我们悟人生,就是要看时代的特点与发展,要看我们学习、生活、工作的环境,选择和调整自我,掌握一个度,学会掌握驾驶人生的航船,什么时候要快,什么时候要稳，什么时候要小心，什么时候要自然放松。看自然、借天时，一切要顺其自然,还要在自然中努力,要有所为,有所不为,千方不要迷失方向。健康是财富,生命是本钱。学会三七开的看问题,对周围的人和事,对自己也是如此。肯定自己才会有自信心,事情才有望成功。肯定别人才能相处合作,留下三分下一步是学习工作生活的努力奋斗目标,全满足了也就没动力了。学会生活是最大的乐趣。然而在误区中的我们,往往觉得自己很清楚、很明白,或认为自己很聪明、会说话,做事很精明。当你悟到时,其实人的一生明白清楚的时候并不太多(我指的是一般人)。不信咱们一算就知道了,小时候什么也不懂,称为幼稚,年老时又常犯糊涂,这么一掐头去尾,再算中间,我们有大约三分之一的时间在睡眠,剩下的时间我们还常说错话、常做错事,这样算下来明白清楚的时候实际少得可怜。所以说人常在误区中,只有时常悟,才能减少误。

　　觉悟、醒悟、顿悟、贻误、失误、错误交织在我们的一生之中,只是占时间的长与短、深与浅、多与少各不相同,又与每个人都有牵连。误与悟伴随我们每一个人的一生,伴随着每件事情的认识和处理,误使人被动,悟使你主动。要想少一点失败、曲折和痛苦就要多一点悟,少一点误。

我们再从金钱财物与生命健康分析一下误与悟。当我们闲谈讨论在钱与生命只有一种选择时,会有许多人异口同声地说当然要选择生命啦,并会七嘴八舌滔滔不绝地举出许多充足的不容置疑的理由:什么"生命只有一次","钱没有了可以再挣","留得青山在,不怕没柴烧","生命是1,金钱财富都是1后面的零,前面的1没有了,后面有多少个零,都将成为零。""人来世间是赤条条,再多的财富死时都带不走……"明白的话说得很多,这叫悟明白了。但如果当正猫着腰,低着头聚精会神拼命地找钱找物时,我们再问一句,钱重要、命重要?就会听到一句响亮而简要的回答"都重要"。如果再追问一句,哪个最重要,则会得到一句干脆的回答:"没有钱我怎么能活呢。"这才是当今现实中的我们。这种非常现实的观念和行为,自古以来也是有理论根据的,那就是:"人为财死,鸟为食亡。"

有些人似乎悟明白了,既不做清高之士,也不落世俗之民,选择了钱与命兼顾的辨证之路。他们为自己规划了人生,那就是乘着年轻、健康、精力充沛,冒点风险,抓把大钱,当身体有感觉不对劲时,就收手不挣了。有了钱就能好好地享受一把,再好好地调养调养身体。一个多么精明的布局!多么如意的算盘!然而在实施过程中却往往不能如愿。不是还没有抓到大钱身体就病倒了,就是钱有了一些,但命却没了;再不就是钱和病同时都挣下了,既不能用挣来的钱享受,也不能用钱买回失去的健康。原本悟得很清楚怎么却陷入了误区?关键是没有悟到生命是本金,健康是流动资金,在健康财务制度中的这两笔资金是公款,决不能随意挪用,更不能用来赌博。但现实中的我们却经常草率地用这两笔资金去兑换人民币,个别胆大的竟然透支!一些精明人的失误其原因和问题就出现在这里,所以最后不能如愿。误与悟虽只是一字之差,但方向和结局却差之千里,误与悟就像我们人生搭乘的不同方向不同轨迹的两辆车,两条船。因此人生轨迹没有平线、直线,不是高高低低,就是弯弯曲曲,把握好悟可以走得平坦一点。人生当中最可怕的误是稀里糊涂地得病,稀里糊涂地花钱,稀里糊涂地看病,稀里糊涂地吃药,最后稀里糊涂地走人。这是在健康和生命误区中最大的失误。

我们再谈一点对"四和"的体会:与天和,与地和,与人和,与己和。继续往下叙述,"和"带来的就是

"顺",顺下来就是我们自然达到的目的。这样的一个捷径,这样的一个规律,是中国人聪明智慧的结晶,是我们认识解决一切事物成功的程序,是醒世,是提示,可减少我们走入误区。我们做一下简要的分析,悟→和→顺→目的。

悟:觉悟,醒悟,顿悟。人出生后什么也不懂,都要学,学就是悟的开始,也是悟的目的。无论学什么要学会学懂,这个会与懂,就是该悟的悟到了,悟明白了。人生活在自然界,天地是不可不悟,常言道"吃凉粉都要看天气"。人活着都要与人接触打交道,也不可不悟。自己是谁?为什么活着?为谁活着?怎么活着?更要去悟。

和:只有在悟明白的基础和条件下才有可能有和。融和,磨和,调和,和睦,和谐,合为力,合为聚,只有这个"和"才会有那个"合"。知识、科学、智慧、力量和财富,稳定、发展和提高,都在聚合积累之中诞生,和才会有核动力的能量。

顺:和衍生了顺,顺心,顺意,顺情,顺理,顺畅,风调雨顺,顺就减少了阻力,增加了速度,增加了美感和舒服,顺减少了摩擦和浪费,提高了质量和效率。

目的:顺使我们为生存、生活、学习、工作、家庭、社会、奋斗和努力变得容易,顺对我们精神生活、理想和志愿、目标和兴趣是一种兴奋剂,顺是达到目的的助力,会更快、更多、更全面地享受人生的乐趣。

悟,和,顺就像自然连接的三个台阶,只要我们去努力,顺着去攀登,达到的是成功和胜利。这是一条绿色通道。不去悟或悟不到,就会丧失最好的机遇,会误人,会误事,造成贻误,耽误,失误,错误。农民种田常说:"人误地一时,地误人一年。"误了时间,没赶上头班车,就误了前程;用心去悟人类生存的空间,悟我们生活的环境和条件,悟世界,悟未来,给自己定位,才能给前进把好方向。和是中华民族传统的美德,不仅照耀中国几千年,还给世界带来光亮,是未来全球一体化不可缺少的一种元素。悟到了就容易相处,对抗变成对话,在磨合中达到融和,顺也就在其中。顺其自然,在自然中努力,爱自然、爱家园,不破坏生态平衡,不污染环境,才能保持持续发展。顺应历史,顺其民情,保持民族特色。"顺者为孝",孝长辈,孝父母,就是顺遂、顺应老人之意以成孝道。顺遂他人之意就是助人为乐。根据不同年龄、生理、智力和兴趣,启发引导他们懂道理,学知识和技能就是现代化的教育,用文明洗去愚昧,用知识填平无知。借"取象类比"而讲,人应顺应脏腑运化的自然规律来维护机体本来的生理运行功能，即顺其自身生理就是养生保健，我们许多人做事情，想问题不去认真悟，不去因势利导，只凭想当然，却不切合实际，所以就不顺利。要想顺利，必须顺其自然、顺其规律；反之为逆，逆就会有阻力，就会毁坏，破坏和失败。结果目标不能兑现，理想难以实现，往往还会造成悲剧。我们又一次把悟、和、顺及目的做了一个串连式的正反分析，目的是要发扬中华民族的美德，切勿急功近利，只注重眼前的短期利益。

大千世界，过去的、现在的、将来的五彩缤纷，需要悟懂的方面很多，我只写了以下几个方面，粗浅而零乱，不当处请指正。

二、从生活方面而言

* 在误区里的人，上当受骗的时候，会痛骂对方昧了良心；而悟通的人，知道真正的原因是自己的贪心。

* 在误区里的人，受了骗也许会理解为那是由于自己不小心或是贪心；而悟通的人清楚，有时候我们渴求被骗，比如自己骗自己，又比如进入网络虚拟世界，登"快乐"网站就是如此，而且是让别人、让高技术帮助骗自己，以获得在真实世界中难以满足的愿望。被骗的不仅是钱，更主要的是骗了我们的时间、精力和感情。把我们面对社会去努力奋斗的勇气、决心和毅力都给骗走了,其实这是最可怕的。

*在误区里的人,为骗了别人而沾沾自喜,暗喜得财非常容易,庆幸自己聪明无比。当他悟通时才清楚,欺骗了别人实际也是欺骗了自己,欺骗了自己的良心争得了骂名,把自己父辈和子孙一同拖累,失去的和得到的太不成比例。

*在误区里的人,看到别人违法致富、屡屡得手好像安然无事,可自己刚做了头一笔就被查办,认为很冤;悟通了的人,则知道种瓜得瓜、种豆得豆,收获是个迟早的事儿。

*在误区里的人,对自己所拥有的一切并未感到幸福和珍惜;当他失去时才悟通,那一段时间是非常幸福和值得珍惜的。

*在误区里的人,经常为别人的错误生气、痛苦、折磨自己;悟通的人则不然,他们会为了解脱自己主动去原谅对方,因为他们知道不能用别人身上的缺点和毛病来惩罚自己。

*在误区里的人,不停地争夺你的、我的,不停地争论我是你非,不肯消停;当他们去趟医院看到手术室里有人在抢救、听到病床上有人在呻吟时,才悟通争夺的不值！此时可能会有所安宁。参加了一次葬礼，见到僵直冰冷的躯体，有口再不说是非，有手什么也带不去，随着四十分钟一股烟，是上了天堂还是下了地狱，只有天知道，可当回到现实，有些人就又犯了毛病。

* 在误区里的人，整天愁眉苦脸，有人劝他何必时，他会反驳你站着说话不腰疼，烦心的事儿你没摊上。有悟性的人知道，谁家也不会永久挂上无事牌，愁眉苦脸并不能解决问题，有法儿就办、没法儿就算，怎么过都是一天，不要扮演"祥林嫂"没个完。

* 在误区里的人，为一件成功事儿不停地夸耀自己所起的作用，却为一件失败事逃避掩盖自己的失误。有悟性的人知道，大家都不愿与这种以自我为中心争功避过的人合作共事。

* 在误区里的人，把注意力全放在头面上的装扮，以为这样会使他们更美丽；悟通的人，了解美丽需要建立在健康的基础上，华其外而悴其内是不可取的，标本兼顾才是真正的美。

* 在误区里的人，都认为国外是天堂；只有当踏出国门时才悟通，外国是一些人天堂的同时又是另一些人的地狱；外国的月亮有时亮、有时不亮，有时圆、有时也不圆。

三、对家事而言

* 在误区中的人,为家务事儿整天吵吵闹闹、说长论短,甚至有时找外人来评判;悟通了的人才清楚,许多家务事儿不能件件分是非、事事都记账。

* 在误区里的人,觉得要干的事情很多、时间很紧、自己太累;悟明白的人了解,其实退半步就能轻松。

* 在误区里的人,觉得时间过得太快;悟明白的人知道,这样的日子才过得顺心痛快。

* 在误区里的人,认为吃吃喝喝、蹦蹦跳跳、说说唱唱、游游逛逛、擦擦抹抹、穿上名牌是幸福;有深刻悟性的人都知道,健康、淡泊、和睦、平安才是福。

* 在误区里的人,会觉得有时活得很累;当他们悟通了,学会了释放,就会觉得一下子轻松了很多。

* 在误区里的人,会觉得有时活得很苦;悟通的人知道,其中还有难得的一丝甘甜,因为吃苦的过程就是增长智慧的过程。

* 在误区里的人,有时候会觉得做人做事很难;悟通的人知道,这样的经历会使自己变成熟,是取得了成功的加餐,在苦与难中自己会变得坚强和干练。

* 在误区里的人,会觉得有时候自己很悲惨;悟通了的人则清楚,那是自己的攀比心在作祟,修正认识就会变得处事淡然。

四、在恋爱方面

* 在误区里的人,只看到恋爱、成家、生子是人一生应该获得的享受;只有悟通的人知道,享受需要买单,要付出和承担相应的义务。

* 在误区里的人,享受着一见钟情的恋爱甜蜜,看到的全是阳光灿烂的一面;而有悟性的人都知道,凡事都有两面性,在日后的实际生活中不单有甜,生活中的五味自己都要尝遍。

* 当你在恋爱的误区中,会认为对方完美无缺、无可挑剔;当共同生活、接触实际时,才悟通是热恋模糊了眼睛,影响了视力,看得并不全面。

* 在误区里的人,总认为自己的丈夫平庸无能;当你悟通了,才知道平实、忠诚、本分才能伴你终生。

五、对孩子与老人

* 有人身在疼爱孩子的误区中,恨不得把孩子终身留在自己的身边才放心;悟通的人知道,孩子只有离开自己才能长大成熟。

* 有人在培养孩子的误区中,会认为孩子考上名牌大学才是唯一出路;悟通了的人清楚,条条大路通罗马,成材不只是一条路,千万不要孤注一掷。

＊当你身在关心孩子的误区中,只会偏重吃喝,或是对孩子的要求无条件地满足;悟通了的家长知道,这只是溺爱,会毁了孩子的身体和前途。

＊当你把全部的心血投注在孩子身上,你就已经进入了误区;悟通的人知道,这并不是自己晚年幸福的全部。

＊在误区里的人,只顾欢天喜地庆贺自己的生日;有觉悟的人清楚,自己的生日是母亲辛苦地十月怀胎、冒着生命的危险一朝分娩而换来,母亲倾注甘甜的乳汁和全部的爱把自己抚育,不孝是犯了人生大忌。

＊在误区里的人,从小跟在父母身边一天天地长大成人却没觉得父母对自己有什么特殊;当离开父母,特别是有了自己的儿女时才悟通,弄大一个孩子真不容易,不知要费尽多少辛苦。

＊身在误区里的人,在父母在世时不去尽孝,去世时却隆重出葬,纯属瞎胡闹;有觉悟的人知道,这种做法是后悔是补偿,或是在搭台表演作秀捞孝名,尽孝与否只有他们自己心里清楚。

＊在误区里的人,以为给父母多花钱,买吃的、买穿的就是孝;悟通的人清楚,孝字后边有文章,敬、顺

才是孝的真谛。

* 在误区里的老年人,认为饭来张口、衣来伸手、身不摇手不动,要什么有什么才是晚年的幸福;悟通的人知道,其实安逸会毁了自己。丢掉了运动,就剥夺了生活的自主,生活缺了活力,生命会缺动力。

六、对待金钱

* 在误区里的人,只知收敛积累大量的钱财,认为自己比别人富有;悟明白了的人都知道,这样的人除了金钱以外穷得是一无所有。

* 在误区里的人,只为自己拥有财富而感到心理满足,自己既不舍得花,也不肯接济帮助别人;有觉悟的人都知道,花了的钱才是属于自己的,不做钱的奴隶,要做钱的主人,否则有一天拂袖而去,失去的不但是所有的财富,就连自己享有的亲情、友情也一同失去,这才是真正的可悲。

* 在误区里的人,只看到金钱重要,钻石闪耀,珍珠玛瑙是宝;悟通的人都清楚,比金钱重要的是人格,比钻石耀眼的是精神,科学知识才是最有价值的珍宝。

* 在误区里的人,行不义之举、取不义之财,得意忘形;当他们悟通了以后,就会不寒而栗,追悔莫及,但却已无法改变。

＊在误区里的人，羡慕别人拥有的财富，抱怨自己的命运不好；而有觉悟的人，看到的是别人比自己超过多少倍的艰辛付出和努力。

七、为人处事

＊在误区里的人，抱怨别人瞧不起自己；悟通的人知道，自己能力还很低，应努力，人们的眼睛一般都朝上看。

＊在误区里的人，老抱怨自己命运不好，老天没有给自己发财、升官的机会；真正悟通的人，都在默默地耕耘着，等待机会的到来。因为他们知道机会是给有准备的人。

＊在误区里的人，把精力老是投注在别人是否瞧得起自己，有严重的攀比心理；悟通的人清楚，首先是自己瞧得起自己，活着幸福不幸福不是依据别人的评判，而是自己的感觉。

＊在误区里的人，只习惯了很少的角色，很难去变换适应社会。当觉悟时才知道，人的一生要经历不同的年龄段以及不同的场合，身兼无数个角色，有主角、有配角，有时还充当旁观者。有时需要有动作、语言，有时需要一言不发。在不同的场合扮演相适应的

角色才是真正的艺术家。

＊在误区里的人，看别人做成事都轻而易举、非常简单；悟通的人知道，看着容易、说得容易，但做起来并不容易，因为台上一分钟台下三年功。

＊在误区里的人，觉得没有自己的参与什么事也干不好；有觉悟的人知道，有自己地球也没有快转，没自己时地球也没停转，是自己没有给别人更多的锻炼机会。

＊在误区里的人，对待什么事情，都想把它全办得完美无缺，但结果还是有疏漏，使自己陷入自责和痛苦；悟通的人了解，智者千虑，必有一失，唐僧取经也未能取得全部。

＊在误区里的人，认为自己刻苦地读了许多书，懂得了许多道理、学到了许多知识，觉得胸有成竹、沾沾自喜；悟通的人明白，学的知识根本不够用，许多道理还得在实践中反复悟。

＊在误区里的人，嘴里絮絮叨叨地说个不停，双脚东跑西颠，两手东抓一下、西抓一把，忙乱不停；当悟通时才知道自己一事无成，原因出在年轻时没有树起坚定的理想、远大的志向，中期没有明确的计划和目标，每天没有具体的安排，就像过去农民种田广种

薄收,见异思迁。急功近利,缺乏十年磨一剑的毅力。

　　*在误区里的人,光想着自己为谁出了力,谁沾了自己的光,他们的成功都是当初自己的付出和努力,尽了心、花了钱、流了汗,以为除了自己别人早已忘记。有觉悟的人则知道,应该牢记的是自己之所以有今天,那是多少人扶植起来的,别人对自己的恩情与帮助是不能忘记的。

　　*在误区里的人会常讲,所有的人没有吃过自己那么多苦,受过自己受的那么多的罪,遭过自己那么多的难。有觉悟的人都知道,自己没有参加过两万五千里长征,也没跟唐僧取经过那108道难关,更没遭遇过古代窦娥的冤屈。

　　*在误区里的人,出错犯事儿会怨周围没遇到好人。当他悟通时就清楚了,人以类聚,物以群分。

　　*在误区里的人,不知道在指责别人的时候他们自己正犯着同样的错误;悟通的人则清楚,批评指责要慎重,要搞清动机、弄清缘由,即使需要指责、批评也要分轻重、讲态度、分场合、讲方式,分时间、讲语气,分危害、讲效果。批评指责不是自我的发泄,目的是帮助和教育。

　　上面的许多条你会误认为与健康不相关联,当你悟通时才清楚，它们与健康有直接和间接的关系。为了自己也为了别人，我们大家都应该冷静地悟一悟，使我们的人生道路走得更加顺畅。

八、有关健康的话

* 在误区里的人，会抱怨为什么身体不争气老得病；悟明白的人知道"正气存内，邪不可干"。

* 在误区里的人，抱怨孩子老得病让大人揪心；有觉悟的人知道，要想小儿安要有三分饥和寒，病在孩子身上，病根却在大人身上。

* 在误区里的人，认为自己没病才是健康；悟通的人知道，真正的健康不仅是身体的健康，还需要心理的健康，没有心理的健康很难有长久的身体健康。

* 在误区里的人，以为多吃些有营养的东西就对身体有益；有觉悟的人知道，身体缺什么补什么，才是健康的补养。不缺的也去补或过了头，都将变为身体的垃圾和负担。

* 在误区里的人，认为自己还不老怎么身体却被疾病缠绕或打倒，认为命不好倒霉；悟通的人都明白，这是年轻时欠身体的债太多需要偿还。

* 在误区里的人，当"人过四十天过午"时并不在意，有人劝时，他都说忙啊，事儿多啦，没时间啊，顾不上呀。当有一天被疾病打倒,躺在床上,待在家里时才悟通,现在的时间很富裕,可是却没了精力和体力。其实有些人往往过高地估计了自己的能力,一味地、盲目地"拼命",从而导致对自己身体的忽视和调整休养,这也是我们常说的"欲速则不达"。

＊在误区里的人,认为人吃五谷杂粮哪有不得病的,得了病就得去医院看医生,按医生嘱咐吃药、打针、输液,这是天经地义的事儿,没有必要去怀疑。而悟明白的人都知道,预防保健是第一位,认真耕耘七分调养的天地才是正路,"三分治"的这条路窄、艰难、痛苦,病是因为没去预防或防范的不到位而得的,所以治是不得已而为之的事儿。

＊在误区里的人,家中备好了药,攒好了钱,就等病的到来;悟明白的人知道,自己的强大使病邪不敢往身上靠这才是高招,一旦病魔上身,"敌人"入侵,其实攒的那点儿钱根本无法填满医药费的无底洞。

＊在误区里的人,会告诉别人自己突然得了什么病,感觉怎么难受;悟明白的人了解,确切地说这不是突然得了什么病,而是突然发了病。实际上这种人的病早就得上了,当达到一定的程度,量变到质变,在疲劳时、睡眠不好时、运动过力时、或生气喝酒时,一些

诱因作为导火索就"突"发了。其实只有意外和传染病才能说突然得了什么病。

＊在误区里的人，患病、看病、吃药，奇怪为什么越治病越多，药越吃越难受。悟明白的人会清楚，药是双刃剑，既能治疗和控制疾病还能导致其他的疾病发生；医生也会由于技术和责任心的问题错诊和漏诊，这叫药源性疾病和医源性疾病，就是常说的治出来的病。

＊在误区里的人，只关注吃药对治疗疾病所起的作用；有觉悟的人还知道，药物也能导致其疾病的发生。

＊在误区里的人，只想到吃药治病；有觉悟的人都知道，还有比吃药更好的方法，就是防和调。

＊当你在误区时，会感觉腰弯了、背驼了、眼花了、耳背了、头发不是白了就是掉没了、肠胃不好了、吃什么也吃不出好了、大小便也出故障了、脑子也不好使了、手脚也不灵活了、睡眠更成问题等等，这一切都认为自己是老了。有觉悟的人知道，这些都不能代表真正的老，只是某些功能紊乱和降低，如果提早地坚持调理，还会出现生机，信心很重要。

＊在误区里的人，头痛治头，脚痛医脚，不追其根

不问其由，只求止痛；有觉悟的人知道，头痛只是症状，人是整体，内在的各个组织相互影响，不问其源就会按倒葫芦起来瓢。

＊在误区里的人，只晓得在数学、物理、化学中都有换算公式。悟通的人会发现，生活中也有许多可以换算的课题，比如罪和累之间，许多时候就可以换算；当活动锻炼时，有时感到很累，但由于增强了体质，减少了患病，所以罪就少受了许多。

＊在误区里的人，以为胆结石、肾结石做了手术就可以彻底治愈了。有觉悟的人清楚，摘掉胆囊就等于拆卸了"鸡窝"，难道鸡就会因此不下蛋了吗？由于未能从根本上解决问题，结石又会在胆总管生成或在肝内胆管中落户。其实肾结石也是同样的道理。

＊在误区里的人，患静脉曲张到了一定的程度时，外科大夫会建议做手术，患者在无计可施的情况下也只能同意。悟明白的人清楚，静脉曲张是静脉血回流不畅所造成的，手术无法从根本上解决问题。静脉是血管又不是韭菜可割了一茬又一茬，那其他部位出现曲张也要割吗？赶快泡脚吧！

· 人生"五门功课"中的误区 ·

人生"五门功课"中的误区

一、"五门功课"(吃喝拉撒睡)前言

在第一本书中重点推出的是一套养生保健最基础的三部曲。在这一本书中向大家提示的重点,是人生必做的最基本五门功课:那就是吃、喝、拉、撒、睡中的误区。

吃喝拉撒睡是每一个人一生当中每天都必须要做的五门功课。人一出生就开始了,似乎是生来就会的技能,不需要学不需要教。然而最平常最普通最自然的五门功课,从小就做,天天都做,怎么会发生问题呢?乍一把这吃喝拉撒睡的课题郑重地提出来,许多人都会认为这算什么课题?又能讲出什么花样来?所以很不以为然。但如果我们能认真地回顾,仔细地思索,自己给自己在这五门功课的作业中分别打一下分数,就能看出是否及格。再审视一下我们自己到底会

不会吃,会不会喝,检查的标准是称一称体重,量一量腹围,查一查你是吃出健康来了,还是吃出疾病来了;再看一看你的大小便爽不爽,正常不正常,规律不规律;再考虑一下你的睡眠状况,每天睡得好不好,睡醒后精神不精神,睡眠的时间、质量都合不合格?

只要我们稍微静下心来,抽出一点时间,认真地逐一打一下分,就不难看出,自己的五门功课成绩都或多或少出了问题,有的问题还相当严重,甚至连及格都谈不上,更不用说良好和优秀。有相当数量的人五门功课的成绩都不能令人满意,特别是我们的一些中老年朋友,吃不能吃好,喝不能喝对,睡还睡不着,大小便的"闸门"不是紧就是松。他们正是天天被这五门功课所困扰。那我们是不是应该问一下,从生下来就会做的事情,而且天天都去做,怎么会出问题呢?本应该是越做越好,越做越有经验嘛,怎么会越做问题反越多呢?真的是我们老了的原因吗?我们的回答是:不是的。或者再退一步说:不完全是。那主要原因又是什么?问题的关键又在哪里?实则是我们自己忽视了最基础的问题,小视了看似最简单,最平常,却是最重要的问题,没有认真地对待,自觉或不自觉地走入了误区。这种人人似乎都最熟悉不过的事,却正如法国哲学家狄德罗(D·Diderot)谈到人们对美的概念时所说:"人们谈论得最多的东西,每每注定是人们知道得很少的东西。"①所以本书提示这些误区,使走入误区的人回到自然规律之中,按客观规律来完成每天的五门功课,就能找回我们的健康。我们所列举的误区事实上不一定是最全的,但却是最常见的,少一点误区就会多一点健康,这就是我们的初衷。

如果您认为上面讲的有些道理,感兴趣的话,您可以了解得更细一点,我们不仅审视五门功课各单科的成绩,还要看到或认识到它们相互之间的影响,吃能影响到拉,喝能影响到尿,尿能影响到睡觉,初期时我们还能看得清,辨得明,到后期问题就复杂了严重了,简直是乱麻一团,斩不断理还乱,分辨不清是自身哪一门出了问题,还是其他某一科的成绩影响了五门功课的总成绩。这一层要讲的意思是五门功课有其相对的独立性,而且还有密不可分的连带关系。吃喝拉撒睡是维持生命和正常活动的最根本的基础,如果是从根本上出了问题,从基础上出了问题,不要说五门功课都不及格,只要有其中一门出了问题你就可想而

---

①狄德罗:《美之根源及性质的哲学研究》,《文艺理论译丛》1958年第1期第1页。

知,轻则影响你的生活质量,重则让你痛苦不堪。我在广播电台常讲的一句话:"吃得香,睡得着,大小便通畅,有点小病也无妨。"这句话真实的含义强调的就是,吃喝拉撒睡作为维持生命的基础不能出问题,只要根基保证不出问题,人活着有点小毛病是免不了的。话说到这里就应明白了,我们把吃喝拉撒睡出现的问题称为大问题,一旦这几门功课出现了疾病,我们把它称为大病。许多人恐怕很难一下认识到位,这也不奇怪。人们盖房子时都能认识到要认真打好地基,河道筑坝谁也不敢大意,小孩子的启蒙教育家长也不敢忽视,这是失败的教训和惨案的教育使人类达到了共识,但人类对自身的关注和基础健康的认识却还有相当大的距离。

如果大家想了解得再深一点,我们可以把问题讲得更透彻一点,展示得更清楚一些,让大家更加明白五门功课的重要性。我国现约有两亿个胖子,1.6亿中国人血脂不正常,1.6亿人患高血压病,两千多万糖尿病患者,还有血糖偏高或不稳但又不属糖尿病的人,加在一起近四千万人。脂肪肝的、脂肪瘤的、高粘血症的、动脉硬化的、痛风病的等等,这些病的根儿又是什么原因呢?就是一个"吃"字,这些都是吃出来的病。再说喝,喝醉酒是常事,喝死的事也时有发生,还有喝饮料过凉过量。大小便问题更是老年朋友80%左右的人或轻或重都存在的问题,不是便秘就是大便不成形,大便次数多;小便不是尿不爽,就是憋不住。睡眠的问题就更普遍了,52.2%的人存在睡眠障碍或睡眠质量不佳的问题,其中38%是失眠症患者。问题仅此而已吗?决不是的,粗略的一说就已经说明问题了。

"把住上口,打开下口","日出而作,日落而息","早晨起来先卸后装","年轻时憋尿,到老尿憋不住","食不言,寝不语"、"睡觉就是睡觉,不要脑子演电影","喝水要频频饮之,不要等渴急了再喝","喝的过多过凉会后背心发冷","大小便时不要过急过快过用力","大小便时要咬住牙齿,便后要做提肛动作"等等,这些直白的简单的有些近乎不雅的词句,其实非常实用,这是做好五门功课的常识。

许多人得了病而且是多种疾病,他们没有认真反思,去认识这些病的根由,却寻找高明的医生,寻求灵丹妙药以求根治,什么人什么药能解决由于你自身的不良、不规律、不科学的生活习惯所造成的疾病呢?干脆地说:没有!要说有就是你自己!不从自己身上找失误,不从根、本、源上找原因,而去靠医院,靠医生,靠吃药、打针、输液、手术,怎么能从根本上解决问题呢?

许多人得了病就慌了神,东看一头,西瞧一次,有病乱投医,给根稻草都当救命的绳索用,慌了神,乱了阵脚,上当受骗自然免不了。不知从哪才能走出泥滩,没目标没方向、茫然不知所措。最后向陷入这样困窘的朋友奉献一句话:从基础做起,通过自调,解决吃得香、睡得着、大小便通畅的问题。怎样才能达到这个目标?那就是坚持做自然疗法最基础的"三部曲"。

谈到吃,要说的内容太多了,我们首先从宏观上认识一下,许多病是吃出来的。根据统计,世界上"填"死的人数已经超过了饿死的人,其含义是,由于营养过剩造成疾病而导致死亡的人数,超过了由于饥饿造成营养不良而死亡的人数。再说一下我国的总体形势,大致上我把它分为三个阶段。

第一阶段:我国是属于第三世界发展中的国家,在解决温饱阶段中,人们吃的特点是饥不择食,有什么吃什么,填饱肚子为原则。

第二阶段:通过改革人们生活得到了普遍的提高,吃的东西不仅丰富,而且质量也得到了提高,所以人们吃的也随之改变,想吃什么就吃什么,想吃多少就吃多少,想什么时候吃就什么时候吃。人们吃的欲望得到了充分的满足,嘴是满足了,身体却受不了,解决此中误区已经成为当务之急。

第三个阶段的主旋律是:节欲纠偏,节制食欲纠正偏多、偏荤、偏细、偏凉、偏咸、偏甜、偏食、偏乱、偏刺激的状况。要注意饮食营养的搭配,规律饮食、科学饮食。用一句话来高度概括就是身体需要多少,就补充多少,需要什么就摄取什么,需要什么时候吃才在什么时候吃。按身体需求的规律办事,这就是第三个阶段,这样做了就能吃出健康来。

· 人生"五门功课"中的误区 ·

吃 的 误 区

一、吃的规范

人一出生就会张开小嘴找奶吃,所以说民以食为天,需要天天吃顿顿吃,对这习以为常的事情,也就没有更多的人去做更深入的研究和反思。现在问题发生了,而且越来越严重了,因此对吃就需要有一个比较深入的探讨和了解了。随心所欲地去吃,已经吃出了许多疾病来,所以需要讲究如何规范科学地吃,并要纠正在吃的问题中出现的一些误区,这是本书要讲述的,目的是希望大家吃出健康来。

饮为喝,食为吃,连吃带喝为饮食。饮食的关键在质量,质是质地,量是数量,在这篇我们讨论吃,在吃的方面我们要抓住三个基本的问题:量、质和有常。

1. 量

①总量,从理论上讲人该吃多大的量为标准?用

一句话来高度概括叫"量出为人"。量是数量,量出就是衡量一下身体需求消耗的能量、热量;"为人"是摄入,即吃饭量出为人的含义,身体需求的量,就是我们摄取的量,要保持供求之间的一个平衡。如果消耗需求大而供给不足,就会造成身体的能量不足;如果需求少而供给太过,就如造成了仓库积压流通不畅的过剩,在我们身体和健康层面讲,叫"富贵病"。

②微量,微量有两方面,一是:一天三顿饭的食量,二是:每顿饭不同的质应该摄取的量。过去我们讲食疗比较概括,比如常说:"早晨吃好,中午吃饱,晚上吃少。"还有:"荤素搭配,粗细搭配,干稀搭配。""三分荤七分素。"都讲得非常笼统。随着科学的不断进步,饮食的质和量已经数字化了,更加具体而有了可操作性。下面简述一下。

每日的量,碳水化合物300克~500克,什么叫碳水化合物?就是我们天天吃的主食大米白面杂粮,一天要最低不少于300克(六两),最高不超过500克(一斤)。三顿饭的份量是早200克(四两),午200克(四两),晚饭100克(二两)。晚饭少吃,对于活动量小的、脾胃、肠胃不太好的老年朋友,不主张吃干的主食,应吃稀的,如稀粥、汤面之类。

除了主食的量和三顿饭的分配，其他副食也是有量化的。蔬菜也要保持和主食一样的量，一天为500克（一斤），粮食有粗有细，蔬菜也要注意搭配，不要吃得过精过细。其他的都有数量：一天中盐6克、油25克，荤的如鸡、鸭、鱼、肉、虾为200克，一天吃一个鸡蛋就够了，50克的蛋白就满足人体营养的需求了。

2. 质

在上面讲量的同时也谈到了质的一些内容，往细说还有一些应该注意的问题。

①要保证摄取的食物新鲜卫生，无有腐烂变质，以保证营养丰富，好消化好吸收，色泽味道都能引起食欲，有益健康。

②摄取的食物不要偏，要广而多样，各类食物都有不同的营养物质，广泛摄取各类食物，才能保持营养的均衡。

③加工的方法也很重要，不要用不当的加工破坏了食物的质。要用科学的方法加工，去除食物的弊端，保证摄取食物的安全，学会增加形、味、色，使外形和内涵达到统一和提升，保质升质。

④全世界各国人民对食品的质量都高度的重视，把食品安全提到了一个相当重视的程度，食用有机的

绿色无公害的食品成为时尚，但在食品中发生的质量问题还是时被曝光，不断敲打着人们对食品安全警惕的钟声，使人们对快餐、垃圾类食品有了越来越多的关注和认识。谈饮食的质量，首先值得注意的是食品的卫生和安全，其次关注的就是平衡问题。如要掌握好饮食的供需平衡，营养均衡，酸碱平衡，则要根据人体不同的年龄段，体力脑力不同工作的消耗，不同地域季节，不同体质等，根据各自不同身体的需求进行选择和配膳，才是讲饮食质量的根本目的。

3. 有常

常是常规，就是规律。饮食除了重视质量的问题，还要注意有规律地进食，主要强调的是定时、定量，不偏食、不暴饮暴食，爱吃的不爱吃的只要我们身体需要都要吃。我们发现许多长寿的人基本上都有饮食有常的特点，这就给我们后人提供了可借鉴的经验，"饮食起居有常"这几个字，就是前人养生的经验之谈，字虽然不多，但已经高度概括了。"三饱一倒"，"日出而作，日落而息，粗茶淡饭，粗布衣衫，一生平安。"这几句话道出了人最基本的生理需求，是最应遵循的规律和最朴实无华的养生心得。"有常"就是需要照人的自然规律去做，而不要违背破坏了这个规律，人需要一天三次给身体补充能量和营养,且是定时定量地补给,身体的正常活动才不受影响,身体的各个系统才不会受到损伤。一般人是很难做到的,尤其是人在年轻时更为突出。"年轻时人找病,到老时病找人",就道出了年轻时自恃有健康的资本,自觉和不自觉地做了许多违规的事,当触到身体承受的底线时,就得开始品尝种下的苦果,接受违规的处罚,偿还欠身体的债了,这又是一个规律。"有常"是讲正面的规律,这需要学习,需要主动自觉地坚持,年轻时我们是不愿意接受规矩,受到约束觉得不自在不舒服,其实思索起来舒服只能占一头,这需要非常理智地选择,是想要哪个舒服?按自然规律行事,享受自然的幸福、快乐和健康才是明智的选择。

以上我们讲了有关吃的三个基本问题,就是吃的量、质和有常,这是我们在吃上不可忽视的三个重要方面,但光注意基本的、主要的,还是不全面的。中华民族有着悠久的饮食文化底蕴,我们的只言片语根本无法展示它的丰采和全貌,只能是谈一点自己的感悟供大家参考。除了三个基本问题,我们还要从以下几个方面提醒大家在吃的时候注意,如:食物的温度,吃饭前后的饮食,食品的加工与存放,吃饭时心情与情调等等。分述如下。

1. 温度问题

这其中有两个含义,一指食物温度,二是食物的性。①食物的温度:这大家都好理解,我们进餐时要注意食物的温度,吃得过凉和过热都会影响我们的消化吸收,严重的还会造成疾病的发生。吃得过凉了马上就会感到胃口不适或疼痛。过热了会损伤消化道的粘膜,长期吃热的烫嘴的食物容易患食道癌。进餐时食物温度一定要掌握好。比如我们喝豆浆或牛奶要喝温热的,既能喝出香味来,喝下去感觉也很舒服,喝得过凉或过热就不舒服。黏质的肥腻的食物都不宜凉吃,人在年轻时往往不在意,老年朋友就十分注意了,有的老年人吃上一口凉的胃马上就会给个反应看,他们因为年轻时吃伤了,凉一点就承受不了,这就是事实,这就是教训。

在进餐时还有一点需要提醒的:就是不要凉热混杂。比如:一口肥肉一口啤酒,最容易出问题。吃完了喝光了,结果上吐下泻,这只是举一个典型的例子。体弱的肠胃不好的朋友更要注意,凉热食物混杂在一起食用,有害健康,容易造成消化系统的疾病。

②食物的性:有人看到这就会想食物还有什么

性？其实这是食疗最讲究的，有句话大家常听说："药食同源"，药是讲性的，寒、热、温、平。因此食物也是讲性的，只是我们很少去研究它，更谈不上利用食物的性来调养我们的身体。如果我们平时细心一点去了解一些常食用的食物都是什么性，结合自己的体质有选择地去食用，去调整自己的机体，这就叫食疗了。利用药食同源的理论，就会吃出健康来。比如我们常用的一些调料也是中药，像桂皮，中药称肉桂，还有大料，中药称八角茴香，常用的调料十三香，都是中药。花椒、小茴香、生姜、豆蔻、砂仁等这些都属于热性的，对阳虚寒症的人适宜，但对阴虚有热有火的人就不适宜。我们常吃的水里生长的动物或植物，一般都性寒。食物除了讲性还讲味和色，五味五色入五脏是说：酸、甘、苦、辣、咸五味，酸入肝，甘入脾，苦入心，辛入肺，咸入肾；青色入肝，黄色入脾，红色入心，白色入肺，黑色入肾。这些都是食疗应掌握的基本知识。

2. 饭前饭后的饮食

这条叙述的主要目的是提醒大家在吃饭前和吃饭后应该注意的问题。吃饭前要为调动食欲做一些铺垫和准备工作，比如"吃饭先喝汤，老来不受伤"，这句常听到的经验之谈，就是一项吃饭前非常必要有益健

走出健康认知的误区

康的准备工作。许多人并不十分清楚饭前喝汤的好处,所以也就没有引起更多人的注意。如果我们把它说得具体一点,详细一点,饭前喝汤的人也许就会多一点,受伤的人也就会少了许多。

为什么饭前不喝汤容易受伤?究竟何处受伤?又是怎么受的伤?前人的这些经验之谈都是经过长期实践所验证的,我们很少有人静下心来认真地去思索,没有认识到这句话的内涵,也就不会认真而主动地,自觉自愿去遵守,故而受伤也就不奇怪了。在这里我们需要更正一点,现在的情况不是等老了再来验证受伤不受伤的问题,而是在年轻阶段答案就已经十分清楚了,患胃病的、肠胃病的、脾胃病的人数已经比较普遍了。那么饭前喝汤又是如何避免和保护了我们消化系统不受伤害呢?

①温胃散寒疏风:这是饭前喝汤的第一个好处,尤其是在冬天,刚刚从外面回到家,或者是上学的孩子们一进家门就喊饿,直接吃饭就最容易压住寒气,不是打嗝就是胃痛,这种现象是最为常见的。

②缓解紧张情绪对胃的影响:我们现在的学习工作和生活,已经进入了快车道,竞争压力带来了快节奏和紧张,紧张给现代人带来的危害许多人还不能清

楚地认识到,如何应对和消除?在这里只谈与饭前喝汤相关的问题。紧张会抑制人体的内分泌,我们在高度紧张时是不是会有口干的现象?我们看到和感觉到的多是一些表面的现象,实际上我们的胃壁也是干的,欠缺的就是胃液的分泌,因为紧张抑制了消化液的分泌,如果再不去有意识地调整促进胃液的分泌而直接进主食,就如同机器不加油让它干磨,势必造成机器的损伤。在胃液被抑制的情况下,摄取主食就会直接摩擦胃壁,造成浅表性胃炎的原因就十分清楚了。分析到此,饭前喝汤就不用再细说,一般人就会十分明白喝汤而且是饭前喝汤的必要性和效果了。能缓解由紧张造成的痉挛,促进胃液的分泌,刺激和调动了食欲,有食欲吃东西就感觉香也容易消化。

③饭前喝汤有利减肥:饭前喝汤可减少食量,利于减肥。中国人习惯于吃饭吃出饱感才觉得舒服,吃七八成饱,许多人不习惯。现在人们餐桌上吃的东西和改革前已经有了质的提高和变化,如果还像从前的吃法肯定会出现营养过剩,出现富贵病也就不足为奇了。饭前喝汤或吃些苹果西瓜等水果,这样的调剂既解决了饱感的问题,也不会造成"富贵病"。

吃饭前、后的饮食应注意的不仅仅是喝汤的习惯，还有许多值得注意的问题，我们在后面揭示误区时还要一一谈及。饭后应该吃些坚果之类的食品，如：葵花子、花生、板栗、开心果、核桃仁、松仁、榛子，这样既调剂了饮食丰富了营养，也有助于消化，但要掌握适量。亲朋好友聚会去饭店，过节全家团聚，丰盛的美食免不了，油腻的荤的吃得多一点，饭后就吃一支红果糖葫芦，或沏点山楂冰糖水化化肉食等等。掌握了相应的知识注意了调剂，健康就会多一点。

④吃饭前后的心情、运动等问题：在前面我们谈了饭前、饭后饮食应注意的事项，围绕吃饭还应该注意的就是心情和情绪的调节，因为它也会直接影响人的食欲、消化和吸收。情绪要稳定就是心平气顺，再加上一个好的心情、好的气氛，吃饭也就成了一次美味的享受。这就需要我们有意识地去调整和创造在吃饭前、吃饭中和吃饭后有一个好的心情。许多不愉快令人烦心的事情人人都会有，时时都会产生，调控好自己的情绪，是一个人修养的体现、素质的标志，也是养生保健水平的问题。除了注意心情、情绪，还要注意在吃饭前后运动的问题，应该要避免在饭前、饭后做剧烈的运动，如果饭前有剧烈的运动，不要急于吃饭，休息一下，做一下调整再用餐。饭后一定还要注意不要

马上做剧烈的运动,体力是这样,脑力也一样,这些都是我们每个人应该掌握的基本生活常识,正是因为我们的无知和忽视,许多人为此付出了代价。有些是非常明显的,有些是我们还没有觉察到的,要知道这些规律不是谁发明的,也不是谁制定的,而是身体需要我们去这样做,我们之所以提出来加以强调,就是希望大家尽量按自然规律办事。

⑤食品的选购、加工、存放问题:采购食品不论是生的还是熟的,不论是吃的还是喝的,它的卫生和安全不断地向我们敲起警钟。过去很少有人十分关注这些问题,既缺乏这方面的意识,又缺乏这方面的技能。现除了国家有关部门为我们把关,我们自己也要学习和掌握这方面的知识。购买生食蔬菜水果、鸡鸭鱼肉时要考虑的是:是否新鲜?是伪造的鲜还是真实的鲜?有无受到污染?农药、化肥是否超标?熟食要考虑色素和添加剂,原料是不是安全可靠?要考虑的还很多,有些我们根本无法考证。到大型超市购买些名牌和大型企业的产品保险系数还大一些;路边的游击摊要格外小心,千万不要贪便宜,看别人都买也跟着去买。

购买食品除了注意卫生安全新鲜,还要注意购买的数量,现在市场供应丰富,一次购买不宜太多,吃多少买多少,随买随做随吃,一定要保持食品的新鲜度,防止营养成分的丢失。食品存放时间长了容易变质腐烂,扔掉浪费是犯罪,如果吃则损害健康容易患病。有人买得很多以为放在冰箱就安全了,其实放在冰箱里也是有时间限度的,一般不超过一个星期,特别是熟食而且要密封,但很少有人做得到,提出来是希望大家尽量去做好,经常整理清洁冰箱,以防遗忘。传统的生活习惯要有意识地调整去掉不科学的,优良传统要继续发扬。有许多过去的习惯,已经落后不科学了。比如过去做上一锅菜,一顿吃不完就下顿再热,营养成分早就丢失得差不多了。一些老年朋友还是转变不过来,有的年轻人吃不完就倒掉,这就形成了巨大的反差,这也是形成代沟的一个原因。其实以上这两种做法都不正确,应该既要吃好,还不能浪费。

二、吃的误区

1. 不吃早餐的误区

有些人没有吃早餐的习惯,这个习惯是不科学的,有害人体健康。有些女性朋友在家忙家务,顾了老人孩子顾丈夫,延误了自己吃早餐的时间,索性合并到中午再吃。有些年轻人晚上不愿意睡,早晨不愿意起，只要一起来就开始着急，大便顾不上解，早餐顾不上吃，洗一把脸就着急地跑出去了。还有些人想通过不吃早餐来达到减肥的目的。

不论何种理由和原因，经常不吃早餐，都是不科学的，因为这违反了人体生理的需求，久而久之我们的身体就会受到损伤，其危害性有下列几点：

①最常见的是不吃早饭易在午饭前11点左右出现心慌、全身无力、出汗等现象，这是低血糖造成的。

②经常不吃早餐，容易造成胆的疾病，如胆囊炎，胆结石，其原因是影响了胆汁的疏泄。胆属于人体消化系统的一部分，胆汁参与人体的消化，当人进食后，胆汁注入人体十二指肠，主要消化食物中的油脂，人不进食胆就不开工，这样就影响了胆正常的运转秩序，所以容易发生胆的疾病。

③不吃早餐不科学，为什么？大家都知道一日之计在于晨，人一般在上午这个时间段的身体消耗最大，不论是脑力工作的还是体力工作的多数都是这样。不吃早餐营养和能量又能从何处而来呢？只能消耗身体储存的，身体需求时我们却不能给予，身体能不受损吗？

④为了减肥不吃早餐，纯粹是一个不小的误区，

不但不利于减肥,也不能达到减肥的目的,有害健康却是毫无疑问的。为了减肥不吃早餐,一到午饭时肯定是饿得不行,食欲大增,这叫什么减肥?早上的损失中午补,一点也不少吃。误区的关键不在于你吃几顿饭,也不完全在于你吃多少,而在于你每日每餐摄取的热能脂肪,是否通过运动把它消耗掉。每日每餐都有剩余的就会逐渐地肥胖,如果我们每餐保持七八分饱,不去增加库存,而是通过适当运动量去有意消耗库存,这才是科学的减肥,自然的减肥,健康的减肥,减肥的实质是一个平衡的问题。

⑤现代科学研究证明,不仅要每日吃早餐,而且还要科学配餐营养丰富吃好早餐。实验证明不同营养程度的早餐,人所表现出来的精力和智力就是不同。一句话:早餐不容忽视,要科学配餐,认真对待。

2. 按需摄取中的误区

在吃早餐中我们谈了一些按需摄取中的误区,实际生活中,我们不能按身体的需要给予及时充足的补充的现象是经常发生的,有的是因为工作的特殊性而不得已;有的是因为环境的条件限制,总而言之未能按我们身体的需求及时供给。我们往往为忙完某一件事,拖延了吃饭的时间;或我们正在忙某件事,吃饭就简单、凑合了。偶尔一两次问题还不算严重,如果是经常性的不规律,身体受损是毫无疑问的。有的人有这方面的意识,有的人却缺乏这方面的意识。首先是我们的胃提出了抗议,你平时不注意让它受到伤害,积累到一定程度,它就会让你难受。到点不能进餐,饿着肚子去坚持工作的干法,受损害的不仅仅是胃,还有我们身体的多个系统,消化只是首当其冲。增强了这个意识,尽量把工作与吃饭安排协调好,干活不误吃饭,再忙也不能挤掉吃饭的时间,这句话简单普通的不得了,但并不是我们每个人每天都能做到的。

身体需求或体力脑力大量消耗时,能量和营养往往是供不应求。当我们没有大量活动,没有更多的消耗时,反倒大量地供给,摄取了过多的脂肪蛋白和热能食物,有些人最大的活动就是频频举杯,滔滔不绝地说些奉承话,忙了这桌饭局又准备下次饭局,他们只知道饭菜是国家单位或者别人买单,却不知道吃出病来是需要自己买单的。是不是我们平常百姓就不存在这样的问题了?不是的。特别是在中国人的传统节日里,过去都是以吃为主旋律,初一的饺子、初二的面、初三的合子往家转,十五吃元宵,二月二吃焖子,五月端午吃粽子等等。过节全家团圆要吃,走亲串友更要吃。然而最大的运动又有哪些呢?看电视、摆长城、上网聊天。节一过才发现体重增加了,腰变粗了,行动笨了,测一下血压升高了,血糖也增加了。身体不需要更多的补充,我们却一个劲地供给,这是中国人最常见的饮食中量的误区。现应移风易俗改变过去不科学的习惯和风俗,过健康的节日、科学的节日,增加过节新的内容:旅游、运动、健身、文化娱乐等。节日不仅要热闹,还要轻松,自然,有益身心的健康,防止节日综合症的发生。

3. 饮食中的量和三餐分配的误区

科学饮食提倡早晨吃好,中午吃饱,晚上吃少。我们许多人三餐恰恰相反,早餐是凑合一点,要不干脆不吃,中午将就一下,晚饭相对隆重,一天的工作结束了,时间富裕,全家人坐在一起,做得丰富吃得从容,不免就吃得香,吃得多。许多家庭这种现象极为普遍,大家都习以为常,没有人去反思。可这样是不科学的,是有害身体健康的,误区的关键是晚饭吃得较晚,因为下班后去采买,再多做几个菜,晚饭肯定迟,吃的再多一些,饭后也没什么活动,日复一日,年复一年不变的老习惯,却损伤了我们的健康。三餐的量分配上的比例是四、四、二,上年纪的人消化不好的人,晚上没有什么运动,消耗也不大,一般少吃主食或不吃主食。晚饭一小时后要进行一些运动,最起码要散散步,这样有益健康,持之以恒是关键。

4. 饮食中吃饱的误区

过去我们在一起吃饭后总会说一句关照的话,就是吃饱了吗?这是特定历史时期的话语。在解决温饱问题的时期内,能吃饱已经达到了最高的标准。以我国改革开放为界,基本上都达标了,然而问题也就出来了。过去为了填饱肚子是有什么就吃什么,吃的东西都不顶时候,一会儿就饿。因为营养含量低,消耗大,质低用量找齐,其实也找不齐,所以尽量能吃就多吃一些,说是吃饭,不如说是"装"饭更为贴切些,吃饭时能装满了就相当不错了。"饱"字在上代人来讲是记忆深刻,改革开放以来如果还像原先那样吃法,不去改变高蛋白、高脂肪、高热能的食品,也像以前吃得饱饱的,许多疾病就这样产生了。

肥胖症、高血脂症、动脉硬化、高血压病、糖尿病、痛风病、中风病等等,许多人得了这些病都不知道就是自己平时吃出来的。摄取了过多的营养,日积月累变成垃圾,沉积在体内许多地方。脂肪摄取过多,积聚在腹部为"将军肚",从头发溢出称脂溢性脱发,从皮肤冒出来叫脂肪瘤,堆积在肝处称为脂肪肝,渗透在血中称高血脂症,附在血管壁上轻则是脂质条纹,重则是粥样斑块。想吃爱吃就吃个够,病就是这样吃出来了。把住上口,节制食欲,少荤多素,吃七八分饱,推肚子,按摩脚的大小便反射区,打开下口增加运动量,使脂肪燃烧掉,这是解决疾病的上策良方。有的人得了这些病想到的还是吃,想通过吃药来解决吃出来的疾病,是不是仍在误区之中呢?

许多人不清楚吃得过饱还会影响大脑和心脏的供血。饭后大量的血液要到胃部参加会战,这样就减少了大脑和心脏血液的供给,饭后易困就是一个最好的证据,大脑缺血了就要迷糊,一迷糊就想睡觉,发生食困的原因就这么简单。长期的脑缺血就会影响人的思维和记忆,严重的就发生脑萎缩,不论是什么原因使大脑得不到充足的血氧,就会使大脑经常吃不饱,必然不精神,不精神就是萎靡不振。经常吃得过饱容易造成脑萎缩。揭示了这个误区,明白了利害,就知道知识是解决误区最好的方法。

5. 肥胖修复的误区

有些肥胖的朋友看了上面谈到进食量的问题,就会说我现在什么都不敢吃,喝口凉水它都会发胖。我在电台回答这些朋友的问题时常说,你昨天杀了人你今后不再杀人了，问题就能算解决吗？当然这种比喻太严重了，恰当的比喻是，我们为了急于致富破坏了自然的生态平衡。现在已经清醒认识到这会影响未来的长久持续性的发展，但认识到并不等于解决了原来造成的破坏，这需要用加倍的资金和投入较多的精力去修复，还要考虑到要得到完全的修复还有一个自然规律的周期问题，这就是一个时间的问题。举例明白了这个道理，这个自然规律也就明白了。有人说我现在不怎么吃为什么还不瘦？实际上我们已在为昨天的吃买单，昨天的吃破坏了人体的消化系统的正常秩序，内分泌发生了紊乱，我们饮着昨天酿的酒，吃着昨天栽下的果。这就是自然规律，道理就如此的简单。

2007年我在山西榆次市，一对父母带着一个体重150多公斤的男孩，向我咨询减肥问题。我问他"体重最重的时候是多少？"答："400多斤"。当我问起孩子肥胖的原因时，才知道父亲是开饭店的，每次吃饭问孩子，想吃什么父亲就给做什么。当家长认识到肥胖的严重性时，又开始了减肥的历程，几年下来父母带着孩子到处去减肥，花了近百万元，减去了100多斤。多年来的辛苦劳动为了什么？得到了什么？不值得我们家长深思吗？总之，讲了以上许多，大家应从客观上着眼,微观中实践。对饮食有五点具体建议:1. 三顿饭吃得早一点(早饭 7:00 – 7:30,午饭 11:30 – 12:00,晚饭 5:00 – 5:30)。2. 吃得欠一点,尤其是晚餐更应七八成饱。3. 吃得品种多一点。4. 吃得粗一点。5. 吃得均衡一些(包括脂肪、蛋白、碳水化合物、维生素、矿物质、微量元素、膳食纤维等身体必需)。

三、质的误区

在这个误区中,我们叙述一下存在于饮食中质的问题中最常见的、最明显的、最普遍的营养不平衡,损害健康的几个偏差:偏荤少素、偏精少粗、偏浓少淡、偏单少广、偏凉性、偏刺激。我们只是把这些常见的误区做一个归类,简要地分解一下,因为许多报纸书刊、电台电视经常谈这些问题,希望大家多关注并调整一下自己的饮食营养结构,减少误区,吃出健康来。

1. 少荤多素

这是我们讲食疗常说的一句话,少荤少到什么程度?现在数字化了,食用油每人每天 25 克就是半两油。有医学报道,上海人从取消了油票放开了油的供应后,肠癌的发病率从第八位上升到了第四位。过去饭店做得菜为了美观好看,在菜的上面加上半勺浮油,现在都改变了,大家知道了油吃得太多对健康有害。每天吃一个鸡蛋也就是50克就能满足人体对蛋白的需要,吃多了不仅仅是浪费,还有害健康。鸡鸭鱼肉一日200克的摄入就够了,蔬菜一日最少500克、水果400克。尽管有了这些数字,中国人从真正认识到,再落到实处还会有相当大的距离,但首先是我们应该知道怎么做才是正确的,才是科学和健康的。

2. 粗细搭配

我们现在吃的不论是主食还是副食、蔬菜,都偏太精太细,因为精细了又好吃又好咽。说到粗,粮食分粗粮、细粮,我们现在大都吃的是精米精面。但粮食过细的加工把面粉中的维生素等营养物质也加工没了,菜吃得太细了蔬菜中的纤维摄取少了,总之一句话,粗一点的食物有利于肠的蠕动,还有利于带走体内的一些垃圾,起到净化肠胃的作用,利于消化促进食欲,所以建议大家多吃一些杂粮和粗纤维的蔬菜食品。

3. 浓淡相宜

我们现在人吃的许多东西口味偏浓,尤其是一些年轻朋友,在面馆里吃拉面,辣椒是免费的就随意放。我看到有些年轻人,往碗里放辣椒让人都感到可怕,真是不怕辣、辣不怕、辣遍了全国啦。我在贵阳吃早点喝豆浆,白糖是免费的,一小碗豆浆有人竟放了五六勺白糖。再就是盐,中国人超标的摄入盐,已经引起了医学界的高度重视,我们整天讲盐每人每天不超过6克,但按统计人均达到了14克,超标两倍还多。辣入肺、甘甜入脾、咸入肾,过量摄入会损坏人体内脏的功能呀!辣与甜现在虽然还没有明确规定出量来,但食盐已经确定了标准量,不仅肾不好的要少吃盐,还有高血压病、糖尿病人、水肿患者都要控制盐的食量。还有的人说吃淡了没有滋味,吃不下去饭,有的人顿顿饭还离不开咸菜。咸入肾咸入血,对于患心脑血管疾病的人和预防心脑血管疾病,减少盐的摄入量是一项基本措施,不容忽视。我国有1.6亿人血脂不正常,有1.6亿人患高血压病,吃的轻淡些不失为养生保健的良策之一。还需要提示一点是,儿童常吃的一些小食品,甜甜的咸咸的辣辣的交织在一起,味道都很浓很有刺激性,小食品不能说不吃,尽量少吃为好,尤其不要在饭前吃,以免影响孩子吃正餐。

4. 广泛摄取食物

有些人特别是一些年轻朋友,这个不爱吃那个不想吃,还有那种不能吃,吃的东西很挑剔,让家长做饭很困难,吃的东西太单一了。他们不知道这样有害健康,爱吃的几样东西长期地吃,营养单一又很容易吃

·吃的误区·

够、吃伤。有的家长带着孩子体检,经过检查化验大夫告诉家长孩子营养不良了,有些家长感觉十分惊讶和不解,孩子想吃什么就给买给做,一点也不缺嘴,不少吃,孩子也不瘦呀,奇怪了怎么会营养不良了呢?我们在临床听一些家长这样说,这样议论,他们非常疑惑,甚至还怀疑化验的结果是不是有误?误是有的但不在医院的化验,而是在孩子家长的身上。他们错误地认为孩子不缺嘴,就不会缺乏营养,孩子不瘦就不会营养不良,所谓的营养不良,实质上是营养不均衡的问题,营养不均衡的根源又在于摄取的食物不广泛,太单调。不同的食品都有其各自的营养价值,家长从小就应引导孩子不要挑食,孩子不爱吃的东西,家长要讲明它的营养价值以及对身体健康的好处,鼓励他们尝一尝,少吃一点,逐渐纠正偏食的不良习惯。疼爱孩子不等于溺爱,也不能听命于孩子的指挥,那样,实际上是害了孩子。孩童时都爱吃零嘴,但家长要引导:零嘴可以吃,但必须是饭后才能吃。这样的引导孩子就能正顿吃饭,吃饱饭零嘴也就自然吃得少了。

有些人为了保持体形,不吃米面主食,用副食、蔬菜、水果充饥,这也是误区。因为每人每天应该摄取300－500克的碳水化合物,米面老不吃是不科学的,因为它有不能替代的营养价值,在身体内起着不同的功效和作用。

现在生活条件好了,物质条件也丰富了,人们在挑选食物时也越来越重视食物中的营养成分,选择的都是营养价值高的食品。认为吃了这些富有营养的食品,就会增加身体的营养,吃得越多,身体就越好,其实这也是常见的误区。因为你认为食品中高品位的营养吃进肚里就是营养了身体,这种思维太单纯化了。我们应该首先考虑身体缺不缺这些营养,吃了能不能吸收,不是只要有营养就多吃,吃下去对身体肯定有好处,实际上并没有那么简单。

西方欧洲一些最早富裕的国家,他们摸索出来的经验有些很值得我们借鉴,他们的饮食对质与量达到了数字化阶段,就是前面讲的按需供给,根据人体的消耗提供多少大卡的热能食物,其他配给相应含有维生素、矿物质、蛋白、脂肪的副食品,不是只讲吃饱了。吃够了身体所需的质与量就完成了进餐的任务,非常理智。有人会说那习惯了吃饱的感觉,又该怎么办呢?这个问题我在前边吃的误区里讲了许多,可以参考多悟。

四、饮食无常

前面已经讲过了一些饮食中质、量、有常的话题,其有常的原话就是"饮食起居有常",这是前人养生保健最为普遍的一条经验。有常就是有规律,形成常态。坚持有规律的饮食,再具体一点就是三个方面的内容:一是时间,三顿饭到点就吃,二和三就是质与量的问题,不论好吃不好吃,爱吃不爱吃都要吃。说起来就是这么简单,真正做到这一点的却不多,尤其是一些奋斗在一线的中、青年朋友,让他们做一段时间或许还能坚持,但要坚持一生却有难度。讲这些都不是法律规定,而是我们自己身体客观规律的要求。许多人特别是一线打拼的朋友经常是无常,甚至是反常,因此30岁至50岁就患病、早衰、未老先衰、早亡、突然夭折、英年早逝的几率在不断上升。规律就是规律,它不会因为你的工作重要,你的工作忙就格外照顾你,优待你。自然规律对任何人都是公平的,你承载的最后结果就是你平时成绩的考核。有常、无常和反常是饮食起居不同的三条路线,这三条不同的选择标示了人生两点,一是你健康水平的高低,二是人生道路的长短。下面说一下常见的现象。

1. 暴饮暴食

这是我们常见的现象之一,回顾我们年轻时绝大多数人都有过这样的经历,只是经历的时间长短不一，次数多少不一，程度轻重不一。有的是因为当时的客观条件，有的却是我们主观所为，当身体破坏达到一定程度就会进行反馈——有的承载了肥胖带来的不便，有的上吐下泻得了急性胃肠病，有的造成了胃出血，有的得了急性胰腺炎，有的落下了慢性肠胃病、消化不良等症。深受其苦而将体会告诫自己的子女和年轻朋友时，往往得不到他们的重视，因为他们没有尝过苦头，没有亲自经历和体会。我们不禁要问：年轻人是不是都需要等自己验证一下痛苦和教训，才能走向成熟和理智呢？能不能借鉴别人的失败和教训走向成功呢？我认为考证一个年轻人聪明不聪明，这是其中一条重要的标准。

2. 吃饭说话

"食不言，寝不语"是前贤古人养生的一条经验，有的人吃饭时不但说话，还说得非常激情，不停地在说，甚至嘴里含着东西还叽哩咕噜地说个不停，如果给他录个像恐怕连自己看了也觉得不雅观。许多人习惯了也看惯了；所以也就觉得正常了。我的一个朋友从俄罗斯回来说，一伙中国人在餐馆里吃饭喝酒，一边喝，一边吃，一边说，还一边指手画脚。在餐馆就餐的其他外国人，齐刷刷地把眼光投向他们，以为在吵架。我们暂不去讨论文明、素质、习惯、雅观这类的问题，单说这样的吃饭就是不科学的。认真咀嚼有滋有味不但是一种享受，而且那样才能利于消化。有人光顾了说话，吃了几道菜，都有什么特色根本就不清楚。我就联想到猪八戒偷吃仙人果，进了肚却不知什么滋味。有的人一边吃一边抢话说，不小心发生了"井喷"。有的吃鱼光顾了说话或听人说话，不小心被鱼刺卡住，这些现象时常可以看到，非常地不安全。

还有一种常见的误区现象，就是在吃饭时许多人不注意气氛和心情，常在饭桌上一开吃就教训孩子，或讲一些令人不愉快的事，或是吃着饭吵起来了，这都是犯忌的。饭前、饭中、饭后都要保持有个好心情，这样才有助于消化和吸收。不好的吃饭气氛和不好的心情，对健康都是十分有害的，吃着半截饭听到或遇到了特别生气的事，就会觉得饭不往下走了，嗓子或喉咙像堵了东西一样，再也吃不下去了。所以提醒大家吃饭时最好不要说使人不高兴的话和事情。

3. 一边吃饭一边喝水

这种现象多见于青少年，家长要善于引导，讲明这样做的害处，是容易冲淡胃液，不利于消化，最好是饭后半小时再饮水。

4. 饭后做剧烈的运动

许多小孩子吃完饭放下碗筷就跑出屋，连跑带跳，那样容易得急性阑尾炎。

5. 吃完饭就睡觉

这也是不科学的，有的人累了一天，吃完饭就想躺下，一躺就睡着了，特别是晚饭后，虽然睡的早睡的时间长，但往往感到睡得一点也不解乏，却不知什么原因。中医有句话叫"胃不和卧不安"，吃饱了就睡胃能和吗？吃饭后一个小时要活动活动，常言道："饭后百步走活到九十九。"通过活动放松了全身，胃排空了再睡觉就不觉得累了。在这里提示晚饭不宜太晚，吃得不宜太饱，提倡晚饭后散步。吃完饭就睡不仅影响消化也特别容易发胖，容易引起许多疾病的发生。有的人吃完饭就头迷糊老想睡，不睡难受得就不行，这叫食困，其原因是吃得太多，大量的血液参与了消化，引起了脑部供血不足。在第一本书中，论脑萎缩时有详细的叙述，这里就不再重复了。

6. 喝完酒不吃饭

在喝酒人当中有一部分人以酒当饭，这也是十分有害健康的，酒可以不喝或者少喝，但饭是不能不吃的。因酒是不能满足人体营养需求的，经常这样身体就会受到损伤。

7. 饿急了吃得太急太快太多

我们在年轻时或多或少都有过这样的经历,由于客观条件的原因,不能保证到点就吃饭,有的时候会挨饿很长时间,在此提醒大家在越饿的情况下,千万不要吃得太急、太快、太多。这不仅是有危害性,而且是有危险性的问题。一定要懂得控制,吃得慢一点,少一点,先喝点稀的粥,这样才安全科学。

·人生"五门功课"中的误区·

饮 的 误 区

"饮"当名词是指可以喝的东西,如饮料、茶水、酒水、汤粥等,当动词用是"喝"的动作。饮是液体,食是固体,连吃带喝称为饮食。

常言道会吃的会喝的就能吃出健康,喝出健康;相反,不会吃的不会喝的就会产生疾病。中华民族的饮食文化历史悠久,学问很多、很深,但人们的知晓率却远远不能令人满意,揭示一些"饮"中的误区,对减少因此而发生的疾病是很有积极意义的。

人离不开阳光、空气、和水。水是人生命中基本的不可或缺的物质,一般健康的人体重含水达 70% ~ 80% 左右,老人瘦人相对比例少一点,婴幼儿体胖的人相对多一点,人每天都需要不断地给身体补充水分,才能保证正常的生存和活动。一般人一天需补充 6 - 8 杯水。

我们要提醒的也就是在饮水中常见的误区,可能有的人会说谁还不会喝水?渴了就喝吧。如果是人类早期,这样说一点也不奇怪,但随着历史的发展,文明程度的提高,科学技术的进步,人类对饮的认识逐渐加深,不断地丰富,从喝自然界江河湖泊之水到有火后加温制成汤粥,又发展到茶、酒及饮料。漫长的发展中不断地丰富了饮的品种口味和质量。在物质极为丰富的同时,因饮用不同类别饮料的基本知识缺乏就出现了许多问题。再加上生产的不规范,过量的添加剂以及污染等,饮也成为需要解决的一个重要话题。

我们首先从饮水的量、温度和时间谈常见的误区。饮水量,一天的总量应在6-8杯,冬天相对少些,夏天相对多些,运动消耗大时应多些,如出汗多时,因病如吐、泻、自汗、盗汗、缺水时要适当补给多些,要保持人体水电解值的平衡,以免造成脱水时酸中毒,水中要适量加些糖、盐、钾,人体缺水对身体的危害比缺食物更为严重。

一、误区之一

这当中的问题是许多人饮水量不足,不利于人体的新陈代谢,因此小便量少颜色深黄,提示在天热出汗多时,在春秋气候干燥时,要适当增加饮水量,这样才可达到润燥,老百姓说的多喝水去火就是这个道理,这样也利于体内的垃圾从小便排出。

二、误区二

喝水应频频饮之,许多人忙得顾不上喝水,渴极了就痛饮一顿,这是非常不科学的。尤其是夏季天热出汗多时,一顿冷饮是最伤身体的。频频饮水还有利于缓解精神紧张。饮水的温度也是非常讲究有学问的,又渴又热是喝热饮还是冷饮,其区别不单是爽和痛快,更重要的意义是喝热饮会出汗,汗出时身体毛孔全部打开,非常有利于体内的热随汗而出,降低体温还有益于防中暑;服冷饮也会降温,其机理却不同,冷饮不是把体内的热排出体外,而是采取冰镇强制的做法关在体内,这一热一凉身体极易受伤,因势利导才是自然的、科学的、有益健康的。

三、误区之三

人又渴又热时是热饮解渴还是凉饮解渴呢?年轻人都喜欢凉饮,上年纪的多喜欢热饮,这种差距就是经验的说明。冷饮解一时之渴,一个字"爽",两个字"痛快",有的喝得肚胀了嘴里还觉得渴;喝热饮缺少一时的"爽",但喝后感觉长时间的舒服,而且是全身舒服,嘴里的"干"渴一同解决。

四、误区之四

好吃冷饮就是吃凉的过多,这成为青少年的通病,夏天吃冬天照样也吃,饭前吃,饭后还吃,有损健康却全然不知。青少年正在发育之中,其阳气还未充盈,过凉易损人体之阳,阳是人体的功能,伤阳能影响气血运行,最明显的是影响人体的脾胃功能。许多青少年肥胖,其中就有吃冷食过多的原因。中医讲瘦人多火,胖人多湿,湿从何而来呢?脾主运化水湿,脾喜燥恶湿,过食冷饮伤其脾之阳,降低其运化水湿的功能,湿聚于体内,故胖也、肥也。伤其胃易造成不思饮食,尤其是饭前吃冷饮过多更为显著,饭后吃冷饮过多易造成消化不良、腹胀腹满。女孩子经期吃冷饮影响气血运行,极易造成腹痛,就是痛经和停经。

五、误区之五

吃油腻肥厚之食物再饮冷饮也是常见误区之一。油与凉水融在一起出现什么现象?在生活中人们会经常见到,在体内人们看不到但可以想象得到。最常见的现象之一:喝着冰镇的凉啤酒,不是喝一两瓶而是几个人聚在一起喝,一箱一箱地喝,一个人十瓶八瓶甚至十几瓶的痛饮,再吃上油腻的肉菜,每个人挺着"啤酒肚",日积月累腹围不断增长,造成了脂肪的堆积。要知道腰带长一点寿命就短一点，要清楚人正常的腹围男性应93厘米（2.8尺）以下，女性86厘米（2.6尺）以下，腰带越长离健康就越远，离健康远了离什么就近了呢？想到此，为了健康一定要把住您的上口，就是把住病从口入。

另外我在街上常看到一些小朋友，一只手里拿着香肠吃，另一只手捧着雪糕、蛋塔之类的冷食，大人跟在旁边走。我就在想这是怎样的"配伍"？小孩经常这样的吃难道大人就不知道它的害处吗？我不由感叹，这样培养起来的孩子将来不得病才怪呢。

六、误区之六

有的老年朋友特别是有夜尿多的人，为了减少夜间排尿次数，避免影响睡眠，采取了晚上尽量不喝水，或者少喝水的做法，这也是误区之一。我们想一想一天24小时，有三分之一左右的时间要在睡眠中度过，这么长的时间不给身体补充水分，您说合理吗？科学吗？特别是有心脑血管病的患者其危害性就更大了，由于缺水增加了血的黏度，影响了血的流速和流量，造成和加重了心脑及全身各脏腑器官组织的缺血。您发现了吗？许多心脏病人是不是常在后半夜发病和加重呢？夜尿多影响睡眠是应解决的，但以晚上不喝水的方法来解决是不可取的。应该从根本上增加肾的功能来解决，按中医讲应增加肾气，因为中医讲，肾司二便。随着年龄的增长人老实质上是肾老，这是中医的特色。功能减弱，白天的任务没有完成，只能晚上加夜班继续完成，所以夜尿就多了。

晚饭应该少吃但水不应该少喝，以免影响血液的循环和人体新陈代谢的需要。这个道理就算说明白了。那么早晨又该如何呢？在我接触的许多人当中，特别调查早晨多少人有空腹一杯水的习惯，结论比较满意，有一半多一点的中老年朋友都能坚持每天早晨空腹一杯水的习惯，这与大家养生保健意识都在增强有关，也是和我们新闻媒体的宣传分不开的。从小养成好的习惯会受益终生，因为各方面良好习惯的汇集和坚持就会奠定我们健康和长寿的基础。

七、误区之七

喝凉酒和过夜茶不利于健康，经常喝凉酒到老手容易哆嗦。酒后不要房事，结婚前最好不要吸烟和喝酒，这容易影响后代的质量，经常多喝酒会造成不该发生的男性病。碳酸饮料也不宜多喝，常喝会肥胖，得糖尿病。牛奶、豆浆不要喝凉的，空腹不宜饮牛奶。下面说一个因喝水不当而产生的病。

· 走出健康认知的误区 ·

十几年来我在全国各地一百多家电台上宣传自然疗法,同时也回答听众朋友的咨询,经常有人问到:"我的后背部有一块特别凉,看了许多医生都不知道怎么回事。"每当听到这样的咨询我首先问他怎么喝水,基本上回答都一样:"渴了就喝吧。"我就又接着问:"你是不是经常渴极了一口气就喝个痛快。"对方干脆地回答说:"对,是啊!"不论是当时的听众还是现在的读者都会问:喝水和后背心处发凉怕冷会有什么关系?是有关系的,早在我国西汉年间,著名的医学家张仲景在他的著作《伤寒论》中,就论述了此病为"饮症"。根据我临床多年的观察,多数人背凉与渴极了痛饮有直接的原因,特别是夏天过量喝冷饮更为严重。

病往往就是这样悄然上身的。没有人能够注意到这就是健康的误区。我在山东省菏泽市电台讲自然疗法,一位女教师找到我,显得有些激动。她说自己有个奇怪的病,说起来是个常见的胃痛,说它怪是一开学正常上班胃痛就经常不断地发作,一放寒暑假胃就一点也不难受了,多少年就不清楚是什么原因。最近听了节目后才搞清楚,并且用了我说的方法饭前先喝些汤,胃痛的现象好了很多。人们一有病就知道吃药治,时轻时重多年不愈,不清楚七分调养的重要意义和作

·饮的误区·

用,更不清楚自己的病是什么原因造成的,根儿在什么地方。这位女教师由于上班精神集中,神经老绷着,影响了内分泌,下课后马上吃饭,胃壁缺少胃液的保护,食物直接摩擦胃壁,最终导致经常胃痛。

还有一些孩子放学后一进门就喊饿,年轻消化好活动量大,所以放了学就饿,狼吞虎咽不管冷热,吃完了就喊肚子痛,这种现象也是常有发生。如果进门先喝些汤,冬天凉时再加点姜,这种现象就不会发生了。从小养成吃饭先喝汤的好习惯,到老那就吃嘛嘛香,我再反反复复地重复这句话:"饭前先喝汤,老来不受伤。"虽是简单的一句话,那可是多少人多少代养生保健经验的凝聚啊!这样既可温胃散寒又能缓解痉挛所造成的消化液的分泌失常,坚持一生必有好处。

人生"五门功课"中的误区

大便中的误区

讲起大小便的问题每个人对此都不陌生,因为人出生之后就都自然开始了,是人的本能,是人正常的生理现象,是从出生到去世每天都要做的事情。我们把吃喝拉撒睡称为人生的五门功课,是因为这需要天天做,月月做,年年做,是终生都离不开的必做功课。

这五门功课缺一不可,因为这是维持生命生存,保持新陈代谢必须的基本条件,每天都要做好每一门功课,做得不好都要影响其他课目的成绩。因此这五门功课的关系密不可分,是维持人生命的基础,当某一个环节出了问题会影响其余部分,进而影响人的全身,甚至生命。这五门功课维系保障人体的新陈代谢,大小便是人体代谢的主要出口,一旦大小便出现故障,其危害性就可想而知了。

这五门功课是生命的基础,是生活中的五线谱,就像演奏家每天演奏乐章一样，要和谐统一才能给人舒服的感觉。然而生活中的现实却让人担心，存在的问题也相当严重，我们发现许多人每天没有认真地按照规律去完成这五门功课的作业，基础课完成的不扎实以至影响了后面的学业。最普通最平常的事也最容易被人们所忽视，为此人们吃了许多苦头，交了学费到头来还得补课。

扎扎实实认认真真一丝不苟地天天按规律去完成好作业，不管再去做什么事，都能有健壮的体魄，饱满的精神，保持长盛不衰，这才能完成你的事业和追求。路基打不实就会高低不平、坑坑洼洼，轻则不稳，重则翻车。建楼地基不牢轻则担惊受怕，重则楼塌人亡，十分可怕，五门功课是生命的基础，是生活事业的保障，也是儿戏不得的。五门功课都做得好的是极少数人，五门功课全及格的也不多，因此造成了许多疾病的发生。许多疾病反过来又影响人的吃喝拉撒睡，许多人就这样困在恶性循环的怪圈走不出来，如陷在沼泽地不能自拔，痛苦不堪，看不到出路，失去了信心。药没少吃，病没少看，钱没少花，怎么就没个好呢？我谈不上仙人指路，因那是神话。但自然疗法确实减轻了许多人的痛苦，提高了生活的质量，能使有的人重获新生。

自然疗法它不是在治疗你什么病,解决你什么痛苦的症状,它重在调人体的功能,通过做"通"的工作来解决因"不通"的缘故造成的疾病和痛苦。垃圾从大小便顺畅地排出去了,人不就轻松多了,舒服多了?经络通了,疼痛就减轻消逝了。心血管通了,心绞痛、胸憋、胸闷就减轻消逝了。脑血管通了,头晕、脑动脉硬化、中风也就见轻了。肠道通了,吃饭香了,吃下去也舒服了也能吸收了。气血足了,免疫力提高了,人也有精神了,也就不再感冒了。"通"解决了人体的垃圾,"通"增强了人体新陈代谢的功能,"通"改善了人体血液循环,纠正了器官组织长期缺血供给不足的状况,血氧供给增强了,功能效能提高了,人自然也就舒服了。

人要想舒服,首先要我们自己这部机器的各部件都舒服。哪一个部件发生故障它都会给你发信号,向你求助。有些人麻痹的还等一等,拖一拖,看一看,扛一扛,顶一顶,实在不行了才着急。有些人就是火不着大了他不害怕,而且还振振有词:吃五谷杂粮哪有不得病的?不就有点病嘛何必大惊小怪的?人们的健康误区太多了。咱们再说回来,前面提到许多病都是不通:经络不通、肠胃不通、动脉不通、静脉不通、心血管不通、脑血管不通、末梢循环不通、微循环不通,再加

· 大便中的误区 ·

大小便不通,这么多不通,我们要先抓主要的,关键是先把大小便的通道打通。出口不打通,垃圾仍无法排出体外。和疾病作斗争就像是打仗,要讲战略、要讲战术、要有步骤分出轻重缓急。抓基础、抓要害、抓关键、抓根源、抓主要。许多人稀里糊涂地得病,稀里糊涂地吃药,有的甚至稀里糊涂地丧命,真可谓"难得糊涂"。千万不要死于无知,要讲知识讲科学,要把健康握在自己手中,自己做健康的主人。

"吃喝拉撒睡"是每个人每天都要做的事情,可谓是人们最普通最平常的事情了。但许多人做得并不平稳,并不规范,所以在这最平常的道路上许多人栽了跟头。食源性的疾病威胁着中国人的健康,威胁了全人类的健康。什么叫食源性的疾病?就是吃出来的疾病。常言道"民以食为天",就是说吃对人来讲是天大的事情,但又有多少人真正把天大的事情认真地做好呢?我们在这篇中讲的是人的大便问题,为什么还要谈几句吃的问题呢?说通俗一点,人要吃饭就要拉,你少吃点,吃得科学一点,就减少了排的矛盾了。有些人已经吃出问题来了,怎么办呢?那就重点抓泻吧。在重点排出体内垃圾的同时,就需要有个配合,那就是把住你的"上口",别再随心所欲地想吃什么就吃什么,想吃多少就吃多少，想什么时候吃就什么时候吃了，不管身体需要不需要那么多，也不管身体受了受不了，只图口头福，不知病已从口入，这些都是误区。

什么事情都要讲个平衡，不平衡就倾斜了，就不稳定了，中医非常重视人体的平衡。我们讲的吃和拉就需要有一平衡。吃的量就是人体摄入的食物，除了身体基本需求，加上满足运动的消耗，所有剩余的都要通过大便排出体外，这就是人体需要每天进出的基本平衡。每天摄入的食物大于支出，不管多好的食物都将成为人体的垃圾，是制作富贵病的原材料，尤其是高蛋白、高脂肪、高热能的食品。酸性的食品摄入多了又会造成人体酸碱平衡的失调，食源性疾病主要的内涵就是这些。简要地讲要供需平衡，供大于求，库存量超标就会影响了周转。把住"上下两口"就成为关键，这么简单明了的问题许多人还是不清楚，有许多人越解决问题却越多，这就是误区。他们又开始吃药了，还是离不开吃，后来又因为吃药产生了药源性的疾病。少进多出，多运动消耗，慢慢的不就调整过来了吗？吃的是哪门药呢？调剂饮食，调节运动量，打开闸门做一下体内垃圾的清理工作，让大便通畅，把库存做一次彻底的清仓，这就是自然。有人说我不是大夫

· 大便中的误区 ·

不清楚啊,难道说这个道理非得专门上医学院才能明白吗?这些话说得过于激烈了,目的是触动大一些,认识得清楚一些,问题就少出现一些,有了问题解决快一些,安全就多些。

谈到大便的误区必须得谈吃,否则不能从根本上解决问题。有的人是因为吃药引起的便秘,有的是吃偏食影响了胃肠功能,有的是常吃快餐或吃辛辣上火的食品造成的,有的是因为吃补的东西多了大便不通了,有的是因为吃冷饮太多伤了阳气造成胃肠蠕动不足,有的是常吃凉药泻药把肠的功能损伤了,有的是因为运动不够,有的是年老体弱功能减弱致使大便不畅。

我们简要地概述了大便不畅造成便秘的种种原因,目的是想提示大家,要想使便秘得到根本性的解决,就一定要找出便秘形成的根由。有的人从年轻时解大便就没有规律,没有养成清晨解大便的良好习惯,有的是受工作环境条件等影响和限制没有定时解决大便,生物钟搞乱了,到老的时候问题就显得突出和严重了。所以从年轻时养成良好的生活习惯会终生受益。现分析如下:

一、便秘的危害性大

许多人更多的是关注大小便的不正常,也就是关注症状现象给自己造成的痛苦和不便,对它的危害性却很少认识或根本不了解不清楚。我们先说上一条便秘危害最严重的一例。

1. 便秘引发的脑出血。我们偶尔会听到有人死在了厕所里,什么原因呢?就是因为便秘久解不下,着急时一用力想快一点结束战斗,根本没想到就这一用力造成了脑血管的破裂要了命,就这样在厕所里画上了人生的句号。这瞬时的一幕却无人知晓,等人找不到了,才发现躺在厕所里,都不清楚躺了多长时间了。这可怕的一幕,使许多人知道了便秘可以使人致死的事实,大到连命都丧失的程度了,其危害之可怕就成为不争的事实了。

实际便秘致人死亡只是一个诱因,就是导火索,如果没有炸药也就没有这可怕的一幕。这个炸药就是脑动脉硬化,便秘是导火索,这一用力就把导火索点着了。这样的比喻就比较明白了,省得很多人还奇怪,解个大便怎么还会死人呢?

2. 有脑血管疾病的便秘对心血管疾病的人也同样构成危害。常有人解一次大便好像跑了一场马拉松比赛一样,精疲力尽、心慌气短、大汗淋漓,人虚脱就好像要崩溃一样,站不稳、走不稳,一头栽在床上得缓上个20分钟,所以有人说解一次大便就像受了一次刑法一样。

3. 长期的便秘使人体新陈代谢产生的垃圾也长期滞留体内,危害极大。我们生活的房间里每天都产生垃圾,大家都知道要随时随地收集清理倒掉,存在房间里又不好看又不舒服,时间一长会有异味,滋生细菌和病毒,也会招来苍蝇和蚊子的聚会。这样的现象无须更多的描述,因为看得见闻得到,印象体会都很深。通过说生活的垃圾,我想引导人们去理解体内的垃圾对人体造成的危害也是一样的。因为垃圾在体内,人们看不见摸不着,所以更要去想要去悟。因为它们不被人们看得见,所以最容易被忽视,而隐蔽的敌人更具有危害性。我在广播电台上常讲的一句话:人们只注重了人体表面的清理,却忽视了体内垃圾的堆积,古人洞察一切,批评告诫人们"切忌华其外,而粹其内,"真是英明啊!这句话就像一面镜子永远是那么的明亮。体内的垃圾不能从大小便随时地、全部地、不断地排出体外,滞留在体内,身体就成了一个藏污纳垢的垃圾筒。垃圾滞留在肠内,肠吸收的就是毒素了。滞留在胃中打嗝、口臭、口腔溃疡、牙周炎、长疖子、痤疮、生瘤子、皮肤病等就无需举更多的例子了。

高血压、冠心病、糖尿病、痛风病、肥胖症、高血脂、脂肪肝等被人们"尊称"为"富贵病",说得直白一点就是垃圾病。如果我们能把产生这些疾病的垃圾及时地排出体外,没有了这些垃圾做原材料,这些病又怎么会形成呢?当然形成这些病的根源不完全在大小便的排出,它与我们大量摄取食物有关,与我们不运动有关。不管与什么有关,与多少方面有关,但解决这些体内的垃圾,打通大小便是非常重要的一关。食物中的添加剂、蔬菜水果中的残留农药化肥、长期吃药的毒素等等,这些都提示我们一定要把闸门打开打通,垃圾在体内绝不会起一丝好的作用,它的危害性我们就不一一详述了。

总之,对做好体内垃圾清理工作的重要意义认识到位才是目的。

二、便秘的影响面大

在上面的论述中讲了一些面上的事,它的影响面不仅是这些,它只是便秘中的一部分,我们讨论的是大便的问题,如果用一句话高度概括那就是"闸门的问题,不是太紧,就是太松"。什么叫便秘?便秘临床上有两项指症,一是大便干结,一天基本一次,但排便却吃力费劲。二是大便不能正常有规律地保持一天一次或两天一次，称为便秘。超过了一天排一次或二天排一次，但非常有规律，此种现象不能称为便秘。

腹泻：一是指大便次数多（一般人一天一次，有个别人一天两次，很规律均属正常），二是指大便不成形，稀便或水便。

除了常见的便秘和腹泻，实际上被大便所困扰的不仅仅是这两种，还有便秘和腹泻交替出现的现象，一般是患上了结肠炎。还有清晨只要一醒，第一项任务就是上厕所，早醒早去，晚醒晚去，有种刻不容缓的态势，中医称五更泄、黎明泄、鸡鸣泄等等，此属脾肾阳虚。有的大便不成形次数多，轻则每天 2-3 次，重则每天 4-5 次。有的大便不干不稀但解不出来，有的大便细如火柴根，有的总有解不净的感觉，不爽的感觉，总之临床各种各样的现象还真不少。

我们前面讲了便秘的影响面大的一部分，实际临床可不止这些，下面我们再补充一部分。

三、便秘与呼吸系统的疾病

临床上属实症的喘咳，吃药打针输液不见好，有经验的老中医两副中药把大便一通，痰也少了，咳喘的症状立刻减轻不少。中医讲人是一个整体，肺与大肠相为表里，浊气不降，气满壅盛，胸满腹胀，会造成呼吸不利。

四、便秘和昏迷的人

临床上常见昏迷的人,包括中风后的昏迷,当大夫问家属排便了没有,往往得到家属这样的回答:"我们病人好几天都没吃东西了,哪会有大便呢?"有经验的大夫看看舌苔,按按腹部,开上两剂中药,病人拉的是稀里哗啦,黑的粘的、稀稠的、恶臭的还真不少,就这样病人清醒了。浊气不降,清气不升,神明被蒙,何能清醒呢?

五、便秘和高烧

有些患者高烧不退,打针输液服药,抗炎药真没少用就是不退烧。怎么办?请中医会诊,望闻问切,也是两付药,大便一泄火随之而去,高烧随之而退。我曾为天津市姓瞿青年诊疗,他高烧半个月,在医院什么方法都用了,就是不退。我两付中药高烧奇迹般地退了,令医院的大夫大感不解。因为是"悄悄地"行为,我明知不合"道上"的规矩,经不住家属的苦苦哀求,只好违规操作了一把。

六、便秘与消化不良、小儿食积

小儿头大、脖子细、肚子大还有鸡肋,西医称消化不良,分几个层次,中医称食积疳疾。这个疾就是垃圾、食水不利，停食停水，这些垃圾影响了脾胃、肠胃功能的正常运行，从大便排出这些瘀滞，就会重新启动功能的恢复。

七、便秘和肝肾

大家都知道肝是加工厂解毒的，肾司二便，肾是排毒的。临床中毒性肝炎有三分之一是因为长期服药超过了肝的解毒能力，肝自身也中毒了，因此患肝炎病的人，大夫一般只给这些患者开一二种治疗肝病的药，以便减轻肝的压力和负担。肾司二便负责排毒，肾的功能随着人逐渐的衰老，肾功能也会减弱，但人越老越容易患病。得病就吃药，天天吃，一小把一小把地吃，直到肾发话了：这么多的毒我也老了排不动了——久病及肾，最后都影响到了肾的功能。至此肾功能不全了，尿毒症了。没办法，人体的毒素不能正常地从大小便排出了，只能靠机器帮忙透析了。大家看看，大小便问题影响的面是不是很大。

八、便秘和痔疮

常言道"十人九痔"，是说痔疮病的普遍性。大便和痔疮又是什么关系呢？不但有关系，关系还十分密切。肛门是大便的出口，一旦患上内痔外痔混合痔，排便就变得十分敏感，如果再加上便秘，那就是雪上加霜。本来肛门有病就不舒服,再加上便秘就更增加了困难和痛苦。有的人患了痔疮不敢解大便,而越不解大便就更容易干结,排的时候愈加艰难,经常是鲜血伴大便而去,常年不愈还造成慢性贫血。有的男性朋友形容解一次大便比女人生孩子好受不了多少,这句话听起来让人可笑,但其痛苦之状真不知用什么来形容更为贴切。便秘和痔疮成了难兄难弟,解一次大便就痛苦一次,怕解大便,不敢大便,等一解大便时就加个"更"字,真是怎么也不好受。保持大便的通畅,防止便秘是治疗痔疮的先决条件,痔疮是这样,肛裂的疾病也是这样。

上面说这么多只是讲了大小便中的大便,大便中的便秘,可见便秘的影响面还真不小。腹泻的影响又是如何呢?便秘的人呆在厕所里的时间长,去一次解不出来,不知去几次才能解出来,解一次耗时不少。腹泻也是老去厕所,他比便秘的人去的利索,去迟了就装在裤子里了,他解的也比便秘的人省时,但次数多;多的一天有十次八次的,有的人吃完饭一放筷子立刻去厕所,人们常说这样的人是直肠子,食物中的营养还没来得及吸收就排出去了。长期下去会造成营养不良,人体消瘦,免疫力低下。有的人肠膜都拉出来了,

大便中的误区

恢复起来就更困难了。大便的不正常还使个别的人患上了肠癌。看来便秘和腹泻哪个病也不好受,腹泻严重的人连屋都不敢出,街上公厕很难找到。吃饭时有一点不适或是凉了点,或是多了点,或是硬了点,有时候根本不知道什么原因就又加重了,有的时候根本就来不及,只要肚里有一点感觉不适就全装在裤子里了,常换衣裤就不足为奇了。我们讲了便秘和腹泻这么些事情,那又有哪些误区呢?以上我们重点说一些便秘中的误区,因为许多的朋友在解决便秘中出现的许多不当之处较为突出和普遍。

便秘在临床上只是一个症状,引起便秘的原因是很多的,有的是很复杂的,有个别的还很难找出原因。大家很少去找造成便秘的根由,就一味地盯住便秘,想方设法地把大便排下来,吃了许多药,用了许多方法,有的确实把大便排下来了,但用的药是不是对症,是不是能从根本上解决呢?许多人不清楚,对于使大便排出的药对日后的排便产生什么样的影响,对身体有什么副作用等,都没有更多地去考虑,这在便秘患者中是最为常见的。因为不清楚便秘的原因,也就没有采取从根本上解决的方法,有的也想治,但就是药不对症,致使便秘问题困扰了许多人特别是老年朋

·走出健康认知的误区·

友。有的是几年,有的是十几年,有的甚至是半个世纪之久,通便的药,通便的方法几乎都用遍了,但仍然得不到彻底解决,如此遭受了许多的痛苦。

许多人用推肚子的方法轻而易举地解决了这些问题,从原来的"难",感觉到了"爽"。山西大同有位先生,一天特意从医院抽空跑出来向我致谢,说老伴正住院,大便好几天没解下来,医生用了几种药,想了几个法都未见效,病房中一位陪侍者献计告诉她推肚子的方法,马上就见效了。我想效果这么快与先前大夫的用药定然有关系;但推肚子解决了无数人的便秘却也是确定无疑的事实。

·人生"五门功课"中的误区·

小便中的误区

  五门功课人们谈论最多的是饮和食,饮食能登上大雅之堂,一边饮和食一边高谈阔论,还形成了饮食文化,但大小便问题许多人却难以启齿,所以常被人们忽视了,或被人们有意无意地隐蔽了。我们之所以大声呼吁"大小便是老年朋友的大事",其目的是要人们对此引起高度的注意和重视,它和饮食是同等重要的。许多人因大便不通,吃的时候就有了担心,有的人"闸门"不严,肠胃不好,也是不敢放心地吃,即使吃得多么好,多么有营养,吃下后就大便,也达不到预期的效果和目的。小便也是一样,因小便自控能力减弱,出门时不敢多喝一口水,尤其是老年朋友,喝水多一点,出门找厕所困难,所以一路上东瞧西看,搜寻哪有厕所,以备急用。晚上因怕夜起次数多,影响睡眠,干脆就不敢喝水,却不知这样做对患有心脑血管疾病的人具有多大的危险。说小便不免提到大便，说大便时也不免提到小便，大小便是人体新陈代谢排出体内垃圾主要的两大通道，同受肾的控制。提到吃必然提到大便，想到喝必然要提到小便，在这方面的误区，重要的是人们重视了上口的入，却忽视了下口的出，按理说二者应该是同等重要，因为它们是相辅相成，相互联系，密切合作的关系，一旦一方出了问题，必然会影响另一方。为什么大小便从我们生下来就会的本领，反倒越老问题越多。究竟问题出在哪里，很少有人去问到底是为什么？我想只有搞清楚问题所在，才会使病生得少一点，轻一点，我们从两个方面做一下分析。

一、内因：肾司二便

祖国传统医学认为："人的生、长、盛、衰、亡是肾的标志。"人老了就是肾老了，肾司二便的功能也同时减弱了。司，当管理讲，肾老是指它的功能减弱，包括肾阴、肾阳、肾气、肾精，由于阴阳偏盛偏弱，相互之间的密切配合与平衡度水平下降，因此就会影响肾所负责的系统工作，大小便只是这个系统的一个部门。中医的特点是整体观念的认识，一个系统出现问题必然会影响到其他的系统，其他系统的疾病反过来又会影响本系统。肾被称为先天之本，又有久病及肾的说法，肾在五脏中的重要性，就显得更加重要了，更需要我们倍加爱护，更要懂得如何去呵护。但没有掌握一些基本的常识和方法还是一句空话，比如：肾与膀胱相表里，肾、输尿管、膀胱、尿道，我把它称为人体排泄的"下水道"，小便正常与否，下水道的通畅是至关重要的。某一道关口出现问题会直接影响人的小便排泄，如肾结石、肾功能不全、膀胱结石、膀胱炎、尿路结石、尿道炎以及这些部位的肿瘤等。现代医学把许多病分为功能性的和器质性的两大类，这样首先给疾病定性，还有是定位问题，最先是由哪个部位病变所引发的，以便达到标本兼治，抓住病源病根以防蔓延。

二、男性的前列腺，女性的更年期

男性被前列腺疾病所困扰的数字非常之大，50岁的男性就有50%的比例，每增加10岁就增加10个百分点。前列腺疾病主要包括前列腺炎，前列腺肥大和前列腺增生，其他还有癌和肿瘤问题。女性的更年期综合症，所谓综合是说更年期会影响的人体九大系统所产生的许多症状，其中就有泌尿系统，特别是绝经后的女性，免疫力一度明显下降，极易患上老年性尿道炎和阴道炎，也势必影响到小便问题。仅从以上男女常见的疾病，你就会清楚了，为什么老年朋友小便问题如此的多。

三、其他脏腑病变的原因

造成小便不正常的原因是多方面的，其他脏腑发生疾病也会影响小便。如常见的肺部疾患，一咳嗽有人裤子就湿了，中医称为肾咳，小便自动化了。临床还有一种大小便不利的病症，是由于肺气不宣，肺的肃降失常，往往采用"提壶揭盖"的方法宣降肺气，大小便就通畅了。

心脏的病变也会与小便相关，心衰患者脚肿，全身肿，小便却很少，心衰的好转从脚消肿开始，小便增多了，就说明心衰好转了。心有火下移小肠，就会出现尿黄、尿痛的症状。说明心的疾患与小便也有关系。

脾主运化水湿，与小便关系就更密切了。脾失健运不能把湿通过小便排出体外，滞留在体内就会出现水肿，小便排出的量就会大大减少。小便一通全身很快就会消肿。

人体的垃圾废物以及毒素大小便是主要的排泄通道，凡是影响到肾功能的疾病最终都会影响到小便。如患10年糖尿病的人有50%影响到肾功能，患糖尿病20年的百分之百影响肾功能，最后造成肾功能不全、尿毒症。常年服药的人不仅是伤胃伤肝最后也伤到肾,因为肾是排毒的,不是身体有多少毒肾就排多少毒,如果最后连排毒的肾也中了毒患上了尿毒症,毒不能从小便排出,只得通过机器透析来代替肾的排毒。我说大小便是大事有些人开始还认识不上去,这么一分析问题就清楚多了。我们提倡的"四每",不仅每天给身体加餐,给生命加动力,还要每天清理体内垃圾,每天加固防护栏,排垃圾就得保证大小便的通畅。我不妨列举一下在小便方面出现常见的一些症状,老年朋友可以对上号,同时也给没有这些问题的年轻人提个醒,以便增强防范意识。尿等待,尿线细,尿分叉,尿无力,尿频,尿不尽,遗尿,夜尿多,尿急,尿少,尿赤,尿痛,尿血,尿失禁,尿闭,还有尿混浊、尿沉淀、尿有异味、尿有泡沫。我们列举19种临床常见的现象,患有以上这些症状的人,有的几年,有的十几年,还有更长的时间,他们无奈、尴尬、痛苦,有的连门也不敢出。山西太原一位91岁的老先生,患前列腺疾病尿不出尿,没有办法憋得实在难受,只好到医院求救大夫,插管导尿,这是医院通常的做法,没想到导了几次尿,血也出来了,出现了尿血。无奈中求救自然疗法,一个星期尿能自然排出。反复的插尿管还容易造成尿路感染,我虽然没见过活人让尿憋死的事,但被尿憋得团团转的,还是有的。2009年7月北京一位老太太叙述了自己被尿急所困扰的尴尬无奈情景,只要一有尿意根本来不及到卫生间,裤子就都湿了。后来她用自然疗法也得到了康复。2009年8月一位女士反馈她老伴夜尿多,多达每半小时,最多不超过40分钟就要去一次卫生间,搞的她也无法睡个安稳觉。经过调养后每晚二至三次,最多不超过四次,两位老人就感到非常满意了,表示了感谢。运用自然疗法还使山西太原的一位老年妇女的尿毒症得到了大大的改善,从每星期三次的透析,逐渐变为二次,最后一次,之前去医院都需要两人架着,后来上下楼自己出入自由了,精神和体力得到很大的恢复和提高,肾功能化验指标都有了很大的改善。有时大夫们在一起议论,说有些病号就得吓唬,否则他们不重视,我倒认为是因为他们缺少知识,不清楚利害关系,一旦弄明白了后果,绝大多数人都会重视的。我只举了三个例子,恐怕许多人就认识到大小便的确是大事的看法了。

上面我们说了内因和病因造成小便不正常的各种临床现象和例证,下面谈一下由于我们自身的直接原因造成小便的不正常。

1. 有长期憋尿的习惯

· 小便中的误区 ·

我们说大小便是大事，其中的一个意思是告诉大家，不论有多少事，都应照着大事先办的原则。在我们年轻朋友中憋尿的现象是比较常见的，有的是因环境条件的限制，有的是因工作上的一些限制，有的人本身就有不憋急了不尿尿的习惯。不管是什么原因，告诉年轻朋友一句话："年轻时常憋尿，到老时尿憋不住。"你是否常憋尿看一看自己脚上的膀胱反射区，在那已经给你记上账了。经常憋尿的人膀胱反射区呈一个小鼓包，当你随着年龄的增长，肾气逐渐减弱时，还账的期限也就到了，到老享受的是我们年轻时种下的。用这种方式和语气告诉常憋尿的年轻朋友我认为是一种有效的方法。

作为一名医务工作者如果怕自己失业，就要练就一手治疗的好技术，会有一批又一批看不完的病。但我梦想有一天让医生失业，是因为大家都健康了，无病可医。为了实现这个梦想，就要告诉大家怎样就不得病了，尤其告诉我们的年轻朋友，在你拥有健康时，就要珍惜，健康是财富，生命是本钱，千万不要透支！你可以找一位老年人做你的反面教员，他们肯定不会有憋尿的习惯了，因为他们已经憋不住尿了。有些年轻人怕老去厕所，就不愿多喝水，这也是误区！百姓常说喝水少容易上火,从深一点来讲不利于身体的排毒。

最后再告诉一个尿尿的方法,有人会说:"谁不会尿尿还需要你教给?"请先不要着急,告诉你一个真实的事情。我的一位姓刘的朋友,有一天去天津开发区办事,午饭时多喝了几杯啤酒,路上也不得方便,一直憋到了开发区,急匆匆进了卫生间,一泄图痛快,没想到突然跌倒在地,人事不省,不知过了多久,慢慢醒来,还自问我怎么躺在这里呢?醒过神来才清楚自己是解半截小便突然倒地。有一次见面和我谈起这件事,并问我是什么原因造成的。我回答说:"什么事都要学,都需要交学费的。"我朋友立刻就说:"你别卖关子了。"我讲:"不是我要你的钱,而是你已经交了学费。"我继续讲:"多亏了你年轻,没有高血压,没有心脏病和动脉硬化,否则这一摔,其后果是不堪设想的。"问到原因其实很简单,憋尿时间长,尿多了,尿得又太急,气从小便出,血随气而下,一时间造成了大脑的缺血,就突发丧失意识。经验是财富,借鉴是聪明。但有时教训比经验更值钱,因为它往往是用巨大的损失和痛苦换取的,有时甚至是用生命换来的,非常难得,值得重视和记取,应把它当成自己的教训来警示,不可重犯。说到这有人会问:如果遇到憋急了尿,那应该怎么正确处理呢?首先回答是:不要憋尿,要把它当大事来办,那就是有尿就尿。偶尔遇到这样的情况不要有"一泻千里"求快求爽的做法,采取尿出一点,停顿一下,然后再尿一点,再停顿一下,同时尿的时候还要咬紧牙关,防气血随尿而下,排尿过了急赶期,就可以自然了。最后还要补充一句话,每次解完大小便都要做几次提肛的动作,从年轻时就养成这个良好习惯,将终生受益,特别到年老的时候,可以防止"闸门"过松的问题。老年的生活就应该从年轻时候开始策划。

还要提示大家几个应注意的问题。

(1)不要久坐,一次不要超过两小时,在必须长时间坐的情况下,注意中间站立起来去趟卫生间,活动一下,舒展一下身体,避免腰胯部由于长时间的坐而影响血液循环、影响大小便的功能。

(2)更要注意不要久坐凉地和湿地。

(3)房事后不要吃凉的和受凉。

(4)戒看黄色类东西,避免过度手淫。

(5)便后注意温热水清洗,保持局部的清洁。

(6)女性便后要从前往后擦拭,不可逆行。

(7)过去讲便后要洗手,现提示便前更要洗手。

看过我的第一册书后,又看到第二册书,就会明白我写书的目的,也就是落脚点在于未病先防。坚持以三部曲为基础的综合疗法,是通过调来达到通,来达到阴阳在动态下的相对平衡,这样才会起到实实在在的防。因为调达到了通和平衡,正气足了,免疫力提高了,病邪就难入侵身体。要学会和掌握与疾病作斗争的战场不要设在我们体内。这是聪明之举,这是一个意识和观念的问题,我们提出了自然疗法的七字方针:"调强一个早字,突出一个防字,注重一个调字,达到一个通字,倡导一个自字,坚持一个恒字,宏扬一个帮字。"通字对大小便就更加重要了,有句老话叫流水不腐。小便一定要通,而且还要控制得住,山西太原一位连先生把悟的体会总结了六条,写出来供大家参考:"阴阳平衡是焦点,转变观念是拐点,学做养生是起点,悟到真谛是亮点,坚持调养是难点,人生划圆是终点。"尽管我们讲了多少遍的早防早发现,早调,早治,但现阶段大多数人的思想意识相距还远。为了使自然疗法贴近实际贴近生活,我们还要用不少的篇幅来讲述缓解、减轻和消除人们被疾病折磨的病症和痛苦,用自然疗法康复疾病。下面就临床的有关小便问题的病症提示具体调养的方法。

1. 我们多次强调大小便是大事的问题:就是要

用对待大事的态度，重视小便的变化，有的认为是小毛病实际却是大隐患。这一条是先解决思想认识上的问题。

2. 尿黄、尿少：首先考虑喝水少了，上火了，要立刻增加饮水量，如果处理不及时火上加火那就是炎症了。

3. 尿急、尿痛：是有炎症的主要临床表现之一，要到医院及时化验尿。尿急是说一想到尿就马上排出来了。这一症状不仅是一个炎症的临床表现，还并有尿道的不舒服感，如尿灼热疼痛等症。尿急的另一种是由肾气虚而造成的，轻则一听见水声，由于条件的反射，就得马上去厕所，严重的就来不及去厕所。属于肾虚所致的尿急在下一段和其他症状一起再论述，在此重点谈炎症。泌尿系统感染，许多人都经历了急性期阶段，由于没有得到及时正确的处理，临床上绝大多数转为慢性的，并以女性居多，如产后和更年期后更容易患尿路感染，有的在急性期用抗生素控制住了，不幸的是过了一段时间又复发了。北京市44岁的一位女士在2009年8月反馈，她40岁经剖腹产生下双胞胎孩子后，就得了泌尿系感染，整整饱受了四年之苦，反反复复，轻一阵，重一阵。最后一试自然疗法竟获得了痊愈，检验尿指标完全恢复了正常，高兴的她不得了,这么简单的方法没花几个钱却彻底好了。有人会急着问她都怎么做的,实际很简单,但关键的一句话要记牢:"久病必虚,久病必瘀。"对于慢性炎症用抗生素不好使,要想彻底痊愈,就要解决好"虚"和"瘀"的关键问题。中医把此状况称为"本虚标实"症,中医讲的正气包括阴阳、气血等,通过调养达到正气足一分邪气退一分。对于瘀要活血、化瘀和清瘀,邪祛正扶。在双重的作用下疾病就会得到从根本上的康复。大家可能还是急着问具体怎么做的,还是以泡脚推肚子为基础,泡脚后重点按摩"下水道",即肾、输尿管、膀胱、尿道的反射区,目的是打开通口加强排污,按摩后注意多喝水。还要按摩脚上肝经的太冲行间穴,肝经是绕阴气而行,特别是行间穴治疗尿赤、尿痛。其他还需要按膝盖下,小腿内侧沿胫骨边缘从上往下按揉推。这是一条脾经,脾主运化水湿。按摩它是帮助脾的运化水湿工作,重点的穴位有阴陵泉穴、蠡沟穴、三阴交穴(均见本书281页图17),按摩这些穴后痛苦的症状会明显的减轻或消失。要记住症状消失并不完全代表疾病消失,还需在穴位贴磁。上述按摩的穴位都可以贴磁,因为磁有消炎、消肿、镇痛、镇静等作用。人们使用后都说这法效果真快,真好,没痛苦,方便简单。推肚子是必不可少的,它的作用不仅是"推陈出新"上下通畅,以利排毒,调养脾胃,还可使肠胃免疫力得到提高。也可以按摩膝盖下足阳明胃经,足三里(见281页图16)是强壮要穴。要根据炎症的原发病灶采取重点加强,如肾引起的要在腰部的肾俞穴(见275页图11)用磁贴,同时夜间在脚上的涌泉穴也可贴磁。如膀胱的炎症,尿道的炎症,以此类推,发生在女性的这些炎症,还要做妇科三大片的按摩,均在脚部的反射区。尿急、尿痛的临床症状就是属炎症,这块讲的多一些,是因为最常见。

4. 尿等待、尿线细、尿分叉、尿不尽、尿闭:这些症状是男性前列腺炎、前列腺肥大和前列腺增生的临床表现,尿闭是发展到后期的严重表现,这时痛苦就大了。到医院先插管排尿,反复的插管最容易造成尿路感染,最终许多人做了前列腺切除术。做自然疗法泡脚推肚子、按摩,许多人得到了控制和好转,强调的是必须要早,往往有人一听要做手术了,才求救自然疗法,显然有些晚了。未病先防,男性50岁就有50%的发病几率,所以对男性而言是一个不可忽视的问题,除了推肚子、泡脚按摩脚上六大处,还要按摩睾丸和前列腺在脚部的反射区,其他方法有用红花布袋热敷会阴处,或采用红花水坐浴,一般一次15分钟,一日两次,在会阴处(两便之间处)贴磁,在关元穴(肚脐正中直下三寸)和脚上前列腺反射区都贴磁,七天换一次,中间休息半天。

5. 尿频、尿无力、遗尿、尿失禁、夜尿多:这些现象按中医说均属肾虚的症状,除做推肚子、泡脚、按摩脚上六大处,在肾俞穴、关元穴、脚上涌泉穴贴磁,还可根据详细病症在医生的指导下服些金匮肾气丸中成药。小儿的尿床有一偏方:乌药、益智仁各等量共研细面,每次服6~8克,一日两次。

6. 尿混浊,尿沉淀,尿有异味,尿有泡沫:凡尿有这些情况都要立刻到医院化验一下尿,有的化验后结果无异常,比如常有尿混浊、尿有沉淀物的人,尿常规正常,但尿上面漂的是油花,下面一厚层白物,中医认为是脾肾虚,固摄不利而造成的。有一偏方可适用:葵花杆(最好是上一年的)去外皮,用内芯三分之一或一半熬水喝。不妨一试,最终还需增强脾肾的固摄功能。尿有异味,有的是因为喝水少上火所致,有的是做完自然疗法后排毒的一种现象,有的则是由疾病而致。尿有泡沫更应及时去医院化验确诊。不论什么原因都应认真对待,不要贻误病情。

7. 尿血：尿血包括用眼看得清的和看不清的，看不清的是通过化验发现尿中有潜血，多数与肾炎、肾盂肾炎、肾小球肾炎相关，还有与癌症肿瘤有关，其他原因也有，不仅有潜血，其他项目也不正常，尿血更要引起高度警惕。我在临床常使用云南白药，有较好的效果，按说明服用即便是癌症，此药也是非常有效的，出血性癌症最为适宜。还有一个常用的草药方：生地15克，白茅根30克，大小蓟50克。水煎两次合一起，分两份，早晚各服一半。

尽管小便问题写了不少的篇幅，实际也没说全，更没说透，只讲了点皮毛。出发点是让大家重视小便的程度有所提高，把它当成大事加以对待，免到老年时痛苦。

有关小便的误区在前面的论述中都提到了。为了更明确一点，特做一下集中的列举：

(1) 不能及时排尿，有憋尿的情况。

(2) 因怕去卫生间，故不喝水或减少饮水量。

(3) 晚上怕影响睡眠，采取不喝水或少喝水。

(4) 不论急性炎症或慢性炎症一律服抗生素。

(5) 没把小便当大事，注重度不够、方法也不得当，致使病症反复常年不愈。

·人生"五门功课"中的误区·

睡眠的误区

一、话说睡眠

睡眠是人类每天晚上必做的一门功课,也是五门功课中的最后一课。虽然生来就会,但随着年龄的不断增长,睡眠出现的问题也就越来越多。为什么会是这样的情况呢?这是我们对人生基本的问题缺乏清醒认识,也没给予足够的重视。

人的一生大约有三分之一的时间要在睡眠中度过,那就是说睡眠质量的好与坏会直接影响到人生活的质量。如果按人生75年的时间来计算的话,那么睡眠的时间就占据了25年的时间。在人的一生中这么重要的问题,是不是每个人都应该认真地思考而加倍重视呢?正是由于我们忽视了睡眠的问题,所以我国被睡眠问题所困扰的人相当普遍。据统计有52.2%的人存在有睡眠障碍和睡眠质量不高的问题,其中患失眠的人占38%,可见睡眠问题的普遍性和严重性。我们把睡眠定为人生的五门功课之一,是因为它是维持人生命的要素之一,是最基本的条件,否则生命就不能持续,或是生命质量不高。目前我们没有把人生最基本的睡眠问题,列为生命科学最基础的学科加以宣传到位。五门功课中的吃与喝已经得到世界范围的高度重视,如食品安全问题大讨论,饮食已经上升到单科文化的层面形成了一种学科,并得到了广泛的宣传、学习、推广和运用。我们企盼把人生最基本的五个方面得到人类同等的重视,其意义和效果就更大了。我多次反复地强调过一句话:"吃得香,睡得着,大小便通畅,有点小病也无妨。"

二、影响睡眠常见的一些原因

在这一节中,我们分两部分加以论述,一部分是由于一些病症的原因干扰和影响了我们的睡眠,另一部分是由于其他的各种原因所造成的睡眠不好。

1. 病症部分

一些常见的病症如:口干、口渴、夜尿多、皮肤病、皮肤瘙痒症、干燥综合症、脚凉、脚烧、咳喘、鼻疾、颈椎病、打呼噜、心脏病、脾胃不好、五更泻、盗汗、肢体疼痛、腿不安综合症、更年期没精神以及神经系统与睡眠更加密切的疾病,如神经衰弱、神经官能症、焦虑症、抑郁症,还有手术后及意外创伤等等。

(1) 口干、口渴:口干、口渴在中老年朋友中比较常见,特别有一些老年朋友口干、口渴的时间比较长,程度也比较严重,经常在晚间睡眠中干渴醒了,需要起床喝水。一是睡得不舒服,二是影响了睡眠。如果属于单纯性的口干,口渴,在饮食上多加注意,尤其是晚饭,少吃辛辣的、油炸的、火烤的,多吃些润泽的食品如蜂蜜、藕、梨等。吸烟、喝酒也会造成口干,应杜绝,用一些小偏方十分有效,如口含乌梅,口含麦冬,每日12克麦冬泡水喝,经常按揉涌泉穴、太溪穴。从根本上是要把胃肠搞通,通过推肚子,使浊气下降,清气上升,津液上承,就能比较彻底解决口干口渴的问题了。

(2) 夜尿多:夜尿多也是我们中老年朋友中最常见的症状,究其原因,中医讲"肾司二便";中医认为:"人老就是肾老"。随着年龄不断地增长,肾气不足了,肾功能减弱了,控制小便的能力也就降低了。白天应完成的任务没完成,只好晚上加夜班来完成了。一般中老年朋友晚间1-2次小便基本属正常。可有些人需4-5次,严重的一小时一次小便,更严重的还有每半个小时一次,可想而知这觉能睡得着吗?必然严重地影响到人的睡眠。我们找到了根源是肾的原因造成的,就要在调养肾上下功夫。我常强调的一句话:"要想健康就要保持肾的阴阳的相对平衡;要想长寿就要保护好肾。"少贪凉、少受寒,少饮少食寒凉之品,常运动,就是保护肾阳;少食辛辣,少食烟熏的、火烤食品就是免伤其阴。爱生气,爱发火也会损其阴。劳作太过易耗肾气,过度用脑、纵欲损伤肾精。年轻时不要欠身体债太多,否则到老债台高筑,难以偿还。

(3)皮肤病:皮肤病是个总称,包括了许多不同类型、不同症状的各类皮肤病,在这里重点是说影响睡眠的一些皮肤病,越到晚上症状就越明显,重点是说这个痒字,痒的让你烦心,一痒就要抓挠,抓疼了,有的挠破了出了血,才能解了痒,痒有时比痛还让人难以忍受,真是让人睡卧难安。尤其是患有皮肤瘙痒症的朋友抓挠的全身一道道的伤痕。患有干燥综合症的朋友也不同程度地影响了睡眠。现皮肤的保养和睡眠的关系逐渐被越来越多的人所认识,尤其是一些重视皮肤保养的女士们,用增加睡眠时间的方法来保养皮肤,三部曲中的泡脚使许多人皮肤光滑细腻了,并使患有各种皮肤病的朋友程度不同地获得了效果。如皮肤瘙痒症,干燥综合症,荨麻疹,神经性皮炎、湿疹,日光性皮炎,过敏性皮炎,连最顽固的多年的牛皮癣有的竟获痊愈,如此简单的方法却获得意想不到的收获。在探讨其奥妙和机理时,我们总结出三条泡脚对皮肤的作用:一是促进和改善皮肤的血管,包括微循环;二是促进了皮肤的新陈代谢;三是增加了皮肤的免疫力。归纳起来就是一个"通"字,泡脚可以达到人体的内外通,对睡眠还有促进作用。

(4) 咳喘:咳喘是属于呼吸系统的疾病,发展严重时都会不同程度地影响到睡眠。患有气管炎的人,一躺一起就是一顿的咳嗽,嗓子一发痒就会咳嗽不断,使人无法入睡,严重的哮喘都不能躺下睡,需要坐着睡觉,可想而知睡眠的质量和效果是什么样的。只有解决好咳喘才能从根本上解决睡眠质量问题,提高免疫力是根本。要减少和避免由外界如空气的冷热,灰尘异味的不良刺激,特别应注意的是预防感冒,否则就会加速加重病情,那睡眠问题就更无法得到解决了。

(5) 鼻疾:鼻部的疾患也有许多,如过敏性鼻炎、急慢性鼻炎、鼻甲肥厚、鼻息肉、萎缩性鼻炎,这么多疾病所引起的临床症状表现在鼻部的呼吸上,不是鼻痒、鼻干,就是由于分泌物过多,阻塞吸气的道畅。鼻息肉更是如此,不是张口喘气,就是有时被憋醒,严重地影响了睡眠的质量。鼻干的可在睡前将每一鼻孔滴上一滴香油,效果非常好。鼻部作为肺之窍,就必须要通,不通或不太通畅都会影响人的呼吸,呼吸是一刻都不能停的,不论患哪种鼻疾,我们的治疗原则都要保障它的通畅。三部曲中的五步操,有预防和康复鼻疾的作用,许多患有鼻部疾患的朋友均获得了良好的效果。鼻疾不仅影响睡眠,在这多提醒一句:处于青少年阶段,一旦因患感冒落下了慢性鼻窦炎,会造成头脑不清,严重时会头昏头痛,还会造成精神不能集中,学习成绩下降。开始做五步操吧。

(6)颈椎病:颈椎病的发病率极高,并呈年轻化的趋势,对此人们开始有了认识,患了颈椎病会影响到睡眠,可对颈椎病会造成失眠还认识不足。颈椎病临床上分六种类型,其中颈椎型影响睡眠最为突出。其表现症状:在睡眠时总觉得枕头不对,高也不舒服,低也不合适,枕头硬了难受,软点还是不舒服,左侧位不行,右侧位还是不妥,一句话怎么躺着也不舒服。另一种是属神经根型的,这一类型是偶尔影响睡眠,其典型的症状是在睡眠中突然被手臂所麻醒。这一类因颈椎病影响到睡眠都不难理解和认识,要谈到颈椎病会造成失眠这就很难理解了。不论是传统的中医,还是现代医学都没有过明确的论述,我们也是在临床上发现的。由于颈椎的病变,颈动脉受到挤压,影响头脑的血氧供应,造成了睡眠问题的出现。这一论点还需要继续的观察总结和验证,所以在此提出来是帮助大家扩展思路,更好地也就是更加有的放矢针对性地来解决睡眠问题。

(7)打呼噜:谈到睡觉打呼噜这个话题,打呼噜的本人可能没有什么台词可讲,往往是身边有为自己睡眠伴奏,影响自己睡眠的人,会滔滔不绝地讲,打呼噜如何干扰自己的睡眠,有多么地烦,怎么无法忍受,想要分居等等。打呼噜不仅影响别人的睡眠,对自身的影响和危害也是不容忽视的,因这不仅是影响睡眠的问题,它还容易诱发心梗。尤其是出现一口气憋好大一会,然后开始急促呼吸,这些本人一般不知道,偶尔会被憋醒,一般人只认为打呼噜的人睡眠不受影响,而是影响了其他人的睡眠,这只是看到表面,他在呼噜呼噜地睡,其实他睡得也不是很舒服。

(8)心脏病:心脏病也是分很多类型,与睡眠关系最为密切的。冠心病是首屈一指,尤其到了后半夜,有的被突然憋醒,马上就得坐起来,大喘上几口气,有的还不能缓解,需要下地走一走,喝点水,吃点药,绝大多数人慢慢地缓解了。严重的是在睡眠中突发心梗,可见睡眠和心脏是如何的密切。还有因睡不好觉,第二天一起床就感觉心脏不舒服,高血压患者也会有头晕、血压上升的情况。注意饮食,注意运动,注意心情,注意劳逸结合,戒烟限酒,光注意是远远不够的,还要积极主动不断地进行养生保健,预防疾病的发生和发展。比如坚持泡脚,脚是人体的第二心脏,另外30岁之后就要对心脏进行呵护,最简单而且还非常有效的方法就是自我按摩手上的心脏点(参见273页图9)。这是我在长期的临床实践中发现的,它的实用性、实效性希望能引起大家的重视,关键时按此点可以救急、救命;平时按可以预防保健,对心脏起到主动呵护的作用。

(9)脚凉:没有人把脚凉当成一种病,更没有人把它当成一种大病来对待,人们只知用脚,却不知如何去呵护我们的这双脚,在这里我们就不再做更多的论述了。重点说一下因脚凉影响睡眠的问题,中老年朋友脚凉比较普遍,其重要原因就是血液循环不畅。血是有温度和营养的,脚凉就是血循环不畅不通,不仅造成脚凉,还会造成脚衰。我们还发现许多女孩子也存在脚凉,她们的脚凉主要是因追求美穿得薄,受了寒,

·走出健康认知的误区·

再加上冷饮,吃的凉、喝的凉,脚也就凉了。许多脚凉的人一到晚上就当起了"团长",把腿和身子缩成一团。脚凉是很难入睡的,盖的多了压的下肢不舒服,等脚暖和了,必是耗去了许多时间才能睡着,长年下去,减少了多少睡眠时间?泡脚按摩脚效果十分好。

(10) 脚烧:脚烧,手心烧,心里燥热,中医称五心烦热,有的是因有内热,有的是阴虚,睡觉时必须把脚伸到被窝外面才感到舒服一点,伸出的时间一长,还又觉得凉了,又得把脚收回来,一晚上这两只脚进进出出能使人睡得安宁吗?用红花熬煮5分钟泡脚十分简单,许多人这么简单就解决了难题。有内热的多按太冲穴,有阴虚的加按太溪穴。

(11) 腿脚抽筋:有人在睡眠中常被腿脚抽筋所惊醒,又是搓,又是揉。他们不知道什么时候就会抽,有时一翻身一伸腿,坏了,又抽起来了。到医院看病,还没有把抽筋的痛苦完全发泄完,大夫在处方上已经"钙"出来了。有的人补充了许多钙,可还是没有把抽筋"钙"住。腿脚抽筋有的是因缺钙引起的,有的是因着凉引起的,还有的是因过度的运动和劳累所引起的,这三种原因泡脚都好使,即使是因为缺钙,补充了钙不吸收还是没有达到目的。泡脚因能促进血液循环,有助钙的吸收,不信就试一试,上不了当,受不了骗。

(12)腿不安综合症:很少人知道这个病症,重要的临床表现是晚上睡觉时两条腿不知道怎么放好,一句话怎样的姿势都不舒服,描绘怎么难受,也说不十分清楚,不是痛,不是酸,也不是胀,实际上就是不通。除了泡脚,还要磕脚摆腿,非常有效。经络通了,气血和了,两腿也就安定舒服多了。

(13)肢体疼痛:有的浑身疼痛,有的某一关节、某一部位疼痛,常见的是因风湿、类风湿病造成的,有的是阴天下雨气候的变化加重痛苦,有的却是越到夜间症状越重。中医认为久病必瘀,是瘀血所致,凡有疾病已经影响到血脉,造成瘀血就会晚间加重,气滞血瘀,寒则血凝,通过理气,通过温通,才能活血化瘀。泡脚,按摩加拔罐等综合疗法,解决一个"通"字,就能从根本上得到减轻和恢复。

(14)脾胃、肠胃不好:脾胃和睡眠关系最为密切,中医有一句"胃不和则卧不安"。我们在后面讲中医分型,其中一类型就是说的脾胃。临床总结发现,凡存在有睡眠问题的朋友,脾胃不好的要占百分之八十左右,推肚子是最简单,最有效的方法。

(15)五更泻:又称鸡鸣泻,不管春夏秋冬,早晨只要一醒,就得马上去厕所报到,大便还不成形,一天二三次,五六次不等,中医认为是脾肾阳虚,培补脾肾之阳是根本,推肚子加用艾条灸肚脐、关元、命门、足三里,效果不错,经常吃些长山药会有益。

(16)盗汗:白天出汗为自汗,夜间出汗称盗汗,个别人夜间出汗严重,衣服全湿透了,睡得很不舒服。中医认为"汗为心液","阳加阴为汗",何为阳加阴?阳比喻炉中的火,阴是炉子上的壶中之水,水在火的作用下产生的蒸气就是人体出的汗。酸有收敛之效,苦有去火之功,这只说的是原则理论上的东西,具体还要根据不同的原因采取辨症施治。

使人睡不好觉的病症还有许多,如:妇女更年期综合症,精神和神经系统的疾病,如:神经衰弱,神经官能症,焦虑症,抑郁症等,与睡眠关系更为密切。还有术后及创伤,在这里我们就不一一论述了,只是做一下简单的提示。临床上有许多病症都会影响我们的睡眠,要想得到一个良好的睡眠质量,必须防范和解决好许多的病症。及早地排除这些干扰,扫清这些障碍,才能保证睡眠的质量。

2. 其他原因

在论述影响睡眠其他原因中,主要有:生活不规律,晚饭吃得过晚过饱,晚间喝茶或咖啡,睡的环境,睡的卧具,睡的姿势,意外的创伤等。

(1)生活不规律:"日出而作,日落而息",我们应随着一年四季的变化调整自己的作息,一句话叫做顺应自然,按照自然规律办事。说到因生活不规律影响睡眠,实质是扰乱和破坏了人体的生物钟。我们把它分两类,一类是主观的,另一类是客观造成的。主观的多发生在年轻人身上,晚上不睡,早晨不起,追求什么时尚,过夜生活。另一类客观的原因,由于工作性质的不同,需要上夜班,或三班倒、二班倒,或是弹性工作,事情一来,就得需要加班开夜车,或是有时连轴转。久而久之正常的生活规律破坏了,生物钟也乱了套,睡眠得不到保障。另外还有一种不科学的生活习惯,主要发生在我们老年朋友身上,常言道"老不惜心,少不惜力",有些老年朋友习惯了晚上想事,谁的事都放在心上,并且习惯在夜深人静的时候思考,而且什么事也想,眼前的,未来的,还想小时候的,还专爱想年轻时吃的苦受的罪,一句话没有想不到的事,好像要准备写人生回忆录。生活的不规律、不科学,使许多人的睡眠出现"乱码",无规律可言,有的人还"黑白倒置"。这样的情况如果是暂时的,偶尔的,过后能得到及时的调整,对以后的睡眠一般不会造成太大的影响。如果时间较长,那影响以后的睡眠是不容置疑的。

(2) 晚饭吃得过晚,吃得过饱:晚饭不宜吃得太晚,但中国人大多数的家庭习惯是:晚上上学的、上班的都回到家,全家人一起聚餐,因此就要准备的丰盛些。晚上一般也没太多的事情,时间上也比较从容,饭菜又好,再喝上两口,全家人是一边吃,一边说,一般都容易吃得多。饭后又没安排活动,看看电视就睡眠了。这样的做法是不科学的,而且吃饱肚子就睡,睡得很不舒服,感觉睡得很累,并不解乏,非常影响睡眠的质量。晚饭时间应尽量早一点,饭后一小时到室外走一走,放松身体,放松心理,把胃里的食物排空后再睡眠,就会睡得舒服多了。常言道:"饭后百步走,活到九十九。"可见散步对睡眠是大有益处的。

(3) 晚间喝茶水、喝咖啡:茶水、咖啡都有兴奋人体大脑神经的作用,睡觉前应把兴奋度慢慢降下来,进入抑制状态,才容易入眠。所以在晚间不宜饮用茶水、咖啡,特别是有睡眠问题的朋友更要注意,脾胃虚弱和神经过敏的人都要注意少喝。晚上是不宜让我们的神经兴奋,兴奋了就会产生入睡难。

(4) 睡眠的环境:睡眠的环境直接会影响睡眠的

质量。所说的环境有几个方面,如:睡的空间环境,其温度的高低,空气的清新度以及湿度,还有寝室的颜色,灯光的明暗,噪音的干扰等,都会影响到睡眠质量。

(5)卧具:主要指床、枕头和被褥。睡床的长度和宽度要适合,一般主要说的是床的软硬度,一定要适中。枕的软硬及高低,还有被褥的材质和柔软舒适度。人的一生有三分之一的时间是在床上度过的,对卧具的重视就是对生活质量的重视,同时也是对睡眠的重视。享受人生,重视睡眠,卧具是不可忽视的重要基本条件之一。

(6)睡姿及睡眠的方向:睡姿可谓是千姿百态,尤其是年轻人更要注意睡姿。实际上中国人是很讲究睡姿的,"卧如弓"就是告诉人们睡觉的姿势,取右侧卧对保护心脏有利。有的孩子趴着睡,有的蜷成一团睡,有的把双手放在胸口上睡,有的双臂上吊双手压在头下睡,有的蒙头大睡等等,这些不正确的睡姿不仅影响睡眠质量,还会有害人的健康。从小养成良好的睡姿将终生受益。睡眠的方向实际上也是有讲究的,根据地球磁场的南北方向,睡时应头在北脚朝南,尤其是有心脑血管疾病的朋友更要注意点比较好。

(7)意外事情或事件:所谓意外就是意想不到,始料未及,突然发生的。有的是对精神和心理上的冲击,有的是对身体的危害,有的是发生在自身的,有的是发生在亲人和周围人的;有的是学业、工作或事业的,有的是家庭、财产或婚姻感情方面的;有的影响是短时间的,有的是长时间或终身的。给人的冲击有的是让人异常兴奋的,但更多的是让人惊讶,愤怒、悲哀、发愁和痛苦。人成家立业步入社会以后都会经历一些意外的事情和事件,对我们的身心和睡眠构成不良的影响,有的处理化解得不及时,不得当,临床上影响睡眠或直接造成失眠症的可达几年、十几年甚至几十年,医学上称事件型失眠。

实际上影响我们睡眠的原因还很多,有的人换了地方睡不着,有的人过了平时睡觉的钟点也睡不着,还有出门在火车上、轮船上或飞机上都会影响睡眠,有的在出门前的一两天睡眠就已经受到影响,还有出门到较远的地方受时间差的影响。我们列举了以上这么多的影响睡眠的原因其用意何在呢?就是强调,人要得到好的睡眠需要注意排除许多干扰和影响;人拥有一个好的睡眠一定要懂得珍惜,并提示大家要在哪些方面注意加强防范。另外睡眠已经有问题的朋友应该对号入座,认真分析一下自己是由于什么原因而造成的睡眠问题，从根本上消除和避免这些因素。为恢复良好的睡眠，首先要解决造成睡眠问题的原因，这是非常必要和基本的第一步。

三、睡眠的重要性及失眠的危害性

人们对睡眠的重要性只能说理解得不太深不太透，所以存在睡眠问题的人才非常普遍。但人们对睡眠的必要性是有深刻理解的，这是因为客观事实教育了我们，一宿没睡或没睡好，第二天就没精神，身体发软，精神发呆，反应发迟，所以人们知道要睡好觉的必要性。至于睡眠的重要性，那就有深一层的科学内涵了。如：保证充足的睡眠时间和良好的睡眠质量，是人在青少年成长发育时期必需的基本条件之一。因为在这个时期新陈代谢旺盛，需要充足的睡眠来保证。由于睡眠对人新陈代谢的影响不仅是影响青少年，成年人长期睡不好觉也会衰老得特别明显，我们看人的衰老首先都看人的面容，皮肤的皱折，面色的不华，暗淡无光泽。良好的睡眠对皮肤的保养就显得格外重要了，人们也从中悟到睡眠与人体的内分泌的关联。对睡眠的重要性的了解，虽然我们许多人不曾学医，但只要您心细一点就会从对自己或别人的观察中体会到，睡眠对精神和神经系统的影响，对血液循环的影响,对人心脏、大脑、血压的影响。在这里我们对睡眠的重要性只是做一点提示,希望有助于对睡眠重要性的进一步重视。

谈到失眠的危害性,确切地说是收集总结展现因失眠而发生的各种危害健康和生命的现象。首先是长期睡不好觉给人一种痛苦的感受:身体倦怠、精神萎靡、情绪低落、反应迟钝、精力不集中,所造成的后果是精力不充沛,敏感性下降,记忆力减退,生活情趣淡泊,学习、工作效率下降,精神状态糟糕,生活质量大大下降。长期失眠的人免疫力低下,中医讲:"正气存内,邪不可干,邪之所凑,其气必虚。"因免疫力的下降容易引发八十余种疾病的发生,最常见的经常感冒只是其中的一种。我们不仅清楚许多病症影响睡眠,我们还要明白,一旦患上失眠还会引发许多病的发生及发展,许多高血压病的患者,经常会因为没有休息好血压突然升高,患心脏病的朋友也有体会,常因睡眠不好,心脏病加重。许多病症造成失眠,又因失眠产生了新的疾病,这种现象多发生于年老体弱多病的中老年朋友身上,形成了一团乱麻,造成了一种恶性循环的局面,使体质下降,使病情更加复杂化。在前面谈到睡眠的重要性时,我们提到影响青少年的发育,使皮肤老化，使人衰老，同时对神经系统也有危害性，许多人因长期的失眠服药效果不好住进了精神病院，有的人因长期失眠，焦虑不安，心神不宁，精神到了将要崩溃的边缘，有了生不如死，要轻生的念头。有的人真走到了这一步，以死来解脱失眠造成的痛苦。话说到此，失眠的危害性达到丧失生命的程度，好像是应该结束了，但更严重的是不仅自己丧了命还要殃及他人的生命，那就是开车的司机因睡眠不足，疲劳驾驶，一打盹，几条人命一起丧失黄泉，几个家庭正常的生活因此一齐遭了殃。

四、失眠临床表现的各种症状

1. 入睡难

躺在床上想睡觉，但却难以入睡，其临床表现也不尽相同，可分为两种情况：一种是烦躁不安，躁动不宁，翻过来、调过去就是无法入睡。另一种是静而不眠，躺在床上丝毫没有睡意，头也清，心也静，两眼盯着天花板，就是闭上眼睛也难以入睡。

2. 睡觉轻

医学称为浅睡眠，看似睡着了，但对周围的动静都有感知，动静稍微大一点，立刻就醒来，可谓是警惕性非常高，睡觉时还能洞察一切。

3. 多梦

只要一睡着了就开始做梦,有专门做干活梦的,有做被追赶梦的,有做生气吵架梦的,有做害怕或死人梦的,有做从高处掉下来的,有做考试梦的。有的做糊涂梦,醒后什么也记不得。有的梦特别清楚好像是真事一般。有的一边做梦一边说梦话,有的喊醒了,有的哭醒了,有的吓醒了,有的惊醒了。有的是偶尔做梦,有的是天天做梦。这些都严重地影响了睡眠的质量,睡醒后并不感到轻松反而觉得很累。

4. 只睡一觉,早醒

有人早睡或晚睡,只睡一觉,一觉醒来无论如何就再也睡不着了。多数人叙述自己早醒,就觉得夜太长,盼着天早早亮起来。

5. 坐着打瞌睡,一上床就睡不着

还有一些老年朋友,个别的中年朋友也有这种现象:坐着坐着就睡着了。家人唤醒,提示他困了上床睡去,他立刻就精神起来,反驳说:"我没睡。"家人说:"呼噜都打上了还说没睡。"让他一上床就睡不着了。还有一些人一边看着电视,听着广播,一边睡着觉,别人一关掉开关,他立刻醒来。

6. 失眠

造成失眠的有两种情况,一种是由轻到重,由偶尔到经常,好一点的时候能睡上三四个小时,严重时只能睡一两个小时,特别严重时彻夜不眠。另一种是事件性的失眠,因突发意外事件,一时难以承受,食不进,夜不眠,无法从中解脱造成了失眠。这样的睡眠情况有的几年,有的十几年甚至达几十年,非常痛苦。

五、医学对失眠的论述及中医对失眠的分型

我们讲述了有关睡眠的许多情况。从医学角度又是如何论述的呢?从宏观上讲现代医学认为:"失眠是神经的兴奋和抑制失去平衡的问题。"那么传统的中医从宏观层面上又是如何认识的呢?实质上也是一个平衡问题。中医认为:"阳主动,阴主静,白天主动,夜晚主静。"失眠属阴阳不调的问题,如果再具体一点就是阳不入阴的问题。中医把失眠大致分四个类型。

1. 心脾两虚

心主血,脾统血,或因脾不健运,造成生化无源,或因思虑过度耗伤血,造成心血脾血的不足,心失所养,就是临床常说的一句话:"血不养心,心不眠。"中医常用归脾丸来治疗此类型的失眠。

2. 肝火扰心

肝阴不足,肝气壅盛,肝火上亢,扰动心神,神不得安,心不得静,故而不得眠。这种类型的人,平时性格急躁,情绪不稳,睡眠时躁动不安。治则:滋阴降火,舒肝理气,常吃萝卜理气,吃些苦的食物下火,放一勺盐泡脚,按太溪穴滋阴,按太冲穴舒肝气,降肝火,注意长呼吸,气有余,便是火,气降火就降,注意调心态,调情绪。

3. 心肾不交

心火独亢,阳浮于上,阴沉于下,心火不能下移,肾水不能上承,水火不能相济,心肾不得相交,无法入眠,且易多梦。舌尖红赤,并有小紫红点,是心火的典型症状,喝莲子芯水可去心火,按行间穴可治多梦。

4. 胃不和卧不安

中医说的胃和实际内容是很多的。如胃肠是不是和,脾胃是不是和,肝胃是不是和,并不单纯指胃的本身和不和。胃居于人体中焦,胃降为顺为和,不降或胃气上逆均为不和,胃气不降,清气不升,升降失司,中焦壅滞。卧不安具体一点是说睡得很不舒服,胃脘胀满,即使能睡也不解乏。对这种类型,用推肚子的方法效果十分显著。另外还要注意饮食。

六、睡眠关键的三个字

1. 神

这个神是指的心神,中医讲心主神明。中医讲的心神实际上还包括脑的内涵。人能不能入睡,睡得舒服不舒服,质量高不高,主要是看这个"神"了。中医把心奉为神明,是点化它的尊严和重要,是不容侵犯的,一旦干扰侵犯了"神",神不安就会出现各种问题。比如:一不留神,或一下走了神,就容易说错了话,办错了事。在这里说的神实际上就是心的代名词,我常讲:"心不静,心神不安,气不顺,血不和,阴阳失调,免疫力下降——百病丛生"。就是这个道理,用一句话高度概括,心安就睡得安。有的朋友会说:"这个道理是没错的,那么多事情我们的心能安的了吗?"人要生活确实事不少,孩子、妻子、房子、车子、票子问题,还有生老病死的问题,婚丧嫁娶的问题,还有节奏快、竞争性强、压力大的问题,一桩桩、一件件哪一件事能不用心,不费心。所以就出现了讨论:男人累还是女人累。我看都很累,只不过是累的侧重点有所不同。我再加上两句,现在的孩子也累,老人也累。有关累的问题我常说的一句话:一百斤的担子担在肩上不算累,因为累了你可以放下担子歇一歇;一两重的心事不算轻,它让你白天黑夜放不下,让你心事重重,食不能香,睡不能寝,严重时让你神魂颠倒。常言道要学会养神,就是调整心态,就是养心。

2. 血

心主神明，心得到气血的濡养，才能得以神明。血作为心必需的物质基础是至关重要的，故有心主血之说，并与肝藏血脾统血共同协作主管人体血液的正常运转。这是传统中医的解释，血的盈亏对心的功能会产生直接的影响。就睡眠而言，心血虚就会造成静而不烦不得入睡，在睡眠中呈浅睡眠状态，睡觉轻易醒。养心实际上是养心气，养心血，养心阳，养心阴，血作为心神的营养物质，必需供养充足，否则就是血不养心，心不眠，血成为睡眠的关键字。

3. 和

与天和，与地和，与人和，与己和。和为顺，顺者为安。这四和要真正做到是要有个磨合的过程，就是说要了解自然，适应自然。适者存，不适者亡。没有与外部的和作为基本条件，自身的和就很难做到心平气和。没有自身的和又很难与别人和睦相处。人生活在自然界，与人接触交往要注意一个"和"字。和使人有宽大的胸怀，有远大的志向，有包容的心态，有积极向上的情志，有乐观宽厚的心情，并有稳定的情绪。这一切为自身的气血和，阴阳和，脾胃和创造了条件，睡眠的问题也就不成为问题了。人对自然规律缺乏深刻的理解和认识,所以遇到许多事情就会觉得不自然,不舒服,也就不能顺其自然,格格难入,就成为我们心上的一个又一个的结,困扰着我们的精神和心理,只有把这些结解开,最后才能解脱我们自己。睡眠的问题也就会在自然而然中得到了解决。

七、睡眠中的误区

我们在对待疾病及自身健康的问题上,往往由于缺乏必需和必要的基本知识,在认识和处理方法上仅凭自己的想当然,其危害程度是无法估量的,其结果往往让人痛心疾首后悔不迭。学习科学知识,掌握一些基本的方法和技能,避免走入误区,这才是对生命的珍惜,对健康的重视。下面简述一些在睡眠中常见的误区:

1. 服安眠药治疗失眠

我在广播中回答听众关于治疗失眠咨询时常提醒大家,谁要想通过服安眠药来治好自己的失眠,实际上是进入了误区,等于走进了死胡同。安眠药只能起到暂时的控制作用,或再形象一点说就是强行压制,但不能从根本上治愈失眠症。有的朋友会说:"我刚开始服安眠药还是有效的。"这一点也不假。但当药物作用于人体的神经产生了耐药性,抗药性时,当初的这种药,这样大的剂量,就不奏效了。不是需要加量就是要更换作用大的力度强的重型武器。过一段时间对更换的药也同样产生了耐药性和抗药性,就好像战争不断地在升级,有的最后服上了治精神病的强力镇静剂,有的最后住进了精神病院。所以说这条路是不可以走的。因为这种治疗方法,不是根据失眠的不同原因采取有针对性的治疗,而是不分何种失眠的原因,一律采取武力解决的方法强行压制,最后的结果是压而不服,即使通过服用安眠药能睡上几个小时,但睡的质量和效果也是不好的,因为它不是自然的。醒后有昏头胀脑,迷迷糊糊的感觉。我们这样讲不是说安眠药绝对不可以服用,要在医生的正确指导下,科学地服用,不能长期服用,产生依赖性。应注意要根据失眠的具体情况,偶尔服用,间断服用,小剂量的服用,不能把它作为治愈失眠的方法长期服用,更不能采用安眠药长期控制失眠。要查找失眠的原因,从根本上去调治,才能获得稳定的长期的良好的睡眠。我们不要控制的效果,我们要恢复自然的效果。

2. 自造紧张

长期饱受失眠痛苦折磨的人,每当夜幕降临之时,就不由得开始紧张起来,在心里不停地自问这一夜该怎么熬过去。这样的自造紧张,带给人的是心理上的恐惧,在医学上称为心理暗示。首先认定今晚还得失眠,其次考虑的是应对方法。这是非常有害的。它会增加人的心理负担,增加精神上的紧张,对神经起到了不良的刺激。本来长期失眠的人精神和神经是非常敏感和脆弱的,如果再承受有意无意的不良刺激,就等于雪上加霜,只会加重失眠的程度,使失衡的神经更难以恢复平衡。努力创造一种轻松、自然、愉悦、和谐的环境和气氛,为受损的神经创造一个有利条件,才能改善和提高睡眠的质量。有一句话奉献给这类朋友,那就是忘掉失眠!

3. 不重视睡眠,易患失眠症

人在有任务、有目标、有家庭的时候,同时也就有了责任、义务和压力,随之影响睡眠的现象也就会经常出现。医学统计有百分之八十的人,没有把睡眠质量不高,有睡眠障碍,甚至已经患上失眠症重视起来。许多人没有把它当成疾病来重视,并认真加以对待,患有失眠症的朋友,只有一半的人去医院就诊看病,另外一半人,放任自流。绝大多数患有失眠症的朋友,一开始是偶尔失眠,后来发展到经常失眠,初期的失眠程度并不太严重,没想到后来发展越来越严重。

这就是由量变到质变，由原来的可控而不去控，发展到后来想控却无法能控的地步。根本的原因是对睡眠缺乏重视。重视了睡眠就不会患上失眠症，出现了苗头及时调整也不会发展到失眠症的地步。中国百姓中有一句话：小洞不补，大洞吃苦。

4. 高枕未必无忧

"高枕无忧"这句话在中国百姓中流传着。枕头枕得高一点真的就没有忧愁了吗？我想没有人会相信的，它只能作为一个形容词而已。但我们发现有许多老年朋友枕的枕头确实是比较高，所以我们有必要提出来加以推敲，如果我们把这句话作为枕高枕的理论根据那就大错特错了。现代医学测定枕头的高度为8至12厘米。有些人会说枕高枕习惯了，枕低了还不舒服。我们生活中许多习惯并不科学，还有些会有害于我们的健康，不要认为我们习惯的东西就是正确的。枕头8至12厘米的定位，是根据人体卧位时，颈椎、胸椎与头部保持一个正常的生理姿势，再具体一些讲枕头的高低，是让我们的颈椎在睡眠中保持正常的生理曲度，是对人体颈椎的保护，同时也预防和减少颈椎病的发生。说了这么多枕头与颈椎的关系，那与我们睡眠又有什么关联呢？我们所要指出的误区也正是在此，很少有人能认识到颈椎病与睡眠有着非常密切的关系。颈椎病分几种类型，以颈动脉型的尤为密切。我们的大脑一刻都不能缺少血氧的供给，其供给的重要通道就是颈动脉，枕头过高会影响血流。一旦患有颈椎病挤压了颈椎动脉，也会影响脑部的供给。我们清楚大脑得不到充足血氧的供给会造成头晕、头昏、记忆力减退等临床症状，却不清楚对睡眠的影响，这是我在长期临床中观察到的，提出来供大家参考。

5. 疲劳战术促睡眠

患失眠的人，除了有的想用安眠药来治疗失眠，走入了误区外，还有一部分人比较清楚服安眠药是治不好失眠的，因此他们服安眠药时是非常谨慎，轻易是不服用的，但他们又找不到其他有效的方法，就采用了疲劳战术的方法促成睡眠。文化层次高一点喜欢看书的人，当睡不着时就找出书来看，看得实在疲劳了有些迷糊了，顺势躺下就睡。有的看不了书就看电视，直看到一个个电视台都和自己道了晚安，才去睡觉。有的还采取了麻痹战术来促进睡眠，那就是睡不着觉就喝酒，直喝得头晕脑胀迷迷糊糊倒头就睡。这类方法确实能获得一些睡眠，但非常不科学，它以损坏其他方面的健康来换取短暂的睡眠，还是不能从根本上解决睡眠的问题,是不可取的,我们把它列于误区。

6. 兴奋与抑制的错位

兴奋与抑制是相辅相成的,就是说没有兴奋也就谈不上抑制了。一是说有些人的兴奋度不够,生活过于安逸,缺少运动。人越到老,兴奋的事也就越少了,既不想参与又不去创造,生活过于平淡,兴奋度不足,抑制的能力也就减退了,所以睡眠的质量不会太好。二是要玩的兴奋与抑制的错位问题,中国人常讲"一年之计在于春,一日之计在于晨",这是前人总结的经验之谈,许多人没有按照这个规律办事。一年要在春季动起来,动脑做计划,行动实施计划。一天要在早晨积极动起来,动就是使我们全身心地处在兴奋的状况之中。中国还流传一句话,叫:"少壮不努力,老大徒伤悲。"我们把这些串联起来看,线条就非常清晰了。一天要早晨动起来,一年要从春季动起来,一生要从青少年时动起来。这就是规律,又是经验。动在前,静在后,兴奋在前,抑制在后。现在有许多人的学习工作生活错位倒置了。谁违反了客观规律,谁将受到惩罚,惩罚是痛苦的,令人同情的,但它又是在情理之中的。常言道:"种瓜得瓜,种豆得豆,种下辣子喝辣汤。"走出误区就是远离痛苦，就能有一个好的睡眠。最后我们用一句来概括，没有兴奋，就没有抑制；没有抑制，就没有睡眠；该兴奋时就兴奋，该抑制时就抑制，千万别忙得乱了套，错了位。

7. 兴奋过度

社会的发展和进步使我们的生活丰富了，视野宽了，平台大了，选择性多了。吃的喝的穿的戴的住的玩的真是丰富多彩，许多老年朋友羡慕现在的年轻人赶上了好时候。但他们一方面享受着家庭和社会为他们提供的优厚的物质条件，另外他们还承受着竞争带来的压力。生活的节奏也变得快了，大量的信息充斥在现代人的生活之中，人们听到的看到的切身感受的，一句话承载的东西太多了。有的使我们紧张，有的使我们担心，有的使我们兴奋，有的还使我们愤怒和忧愁。这一切都会作用于我们神经，使神经长时间处在兴奋的状态之中，有的年轻人觉得还不够，主动寻求刺激，兴奋不仅占据了白天，也霸占了夜晚本需要抑制的时间，兴奋的过度过长，失去了动与静的平衡。有一句话我常说："凡事不可过，过为过也。凡事要讲个度。"年轻人自恃精力旺盛，就不去珍惜，不论是学习工作或是娱乐都是如此，一旦破坏了生理上的平衡，恢复起来就困难得多了。

8. 睡前思考问题

前面主要说的是我们年轻朋友，这一段主要说说我们中老年朋友，我们在前面已经讲过了一些内容，把它作为误区提出来，是希望引起高度的注意。有些人往往因为白天事情多也乱，因此就养成了在夜深人静时过滤一些重要的事情。久而久之就形成了一种思考的习惯，不论大小事、重要不重要、必要不必要，都要想上一阵，当意识到这种习惯已经影响了我们的睡眠，甚至造成了失眠，此时告知自己不要胡思乱想了，赶紧睡眠吧！其结果是不想这个问题了，却不知另一个问题像幽灵一般又进入我们的脑海中，再想不要想问题时，自己已经无法控制了。

9. 不规范的睡眠

实际上我们列出的误区都属不规范的睡眠，但却有不同的特点。我们再列举一些常见的现象：如趴在桌上睡，或是靠在什么地方坐着睡，这些都不利于健康，尤其是劳累一天，到了晚上，感觉到困了就马上睡。有的哈欠连连，眼睛都睁不开了，还在硬撑着。哈欠的出现是大脑在向我们发出信号，大脑缺氧啦，需要睡觉了。除了前面提出的吃饱了不要马上就睡，还要特别提出一点就是生气后不要马上就睡,因为生气容易造成气滞,气滞又容易造成血瘀,所以生气后马上就睡最容易造成血瘀。再有孩子受了惊吓,刚受到了批评或打罚,都不宜马上入睡,这些都非常有害健康。等情绪稳定了再让孩子入睡。

10. 睡眠时间的不足

这种现象较为普遍,既发生在青年学子身上,也发生在身居要职、事业有成的中青年身上。他们有许多要学的、要做的工作,总觉得时间不够用的,紧张得不得了,无形之中就侵占了睡眠的时间。本来紧张的学习和工作要保证充足的休息和睡眠来恢复精力,却反而减少了休息和睡眠时间,长时间的这种状况,危害是相当严重的。现在有一种称为紧张综合症的病,它与人体的精神神经,内分泌免疫力,心脑血管疾病十分密切,由于长期紧张而又得不到充分的休息和睡眠,造成早衰早亡、猝死的现象已经屡见不鲜了。保证睡眠时间显得至关重要了。有人会问睡多少时间就算充足了?具体到每个人,每个季节,不同年龄段的人都会有所不同。所以没有绝对的标准,但是有个基本的原则,睡醒后精神饱满,做什么事情精力充沛,没有因睡眠的时间问题引起困倦,这个时间就是你的标准时间。睡眠时间也有规律可言,青少年发育时期,一般比较多一点,要达到8至9个小时。到了老年阶段相对就少了,一般5至6个小时,中午再睡上半个小时至一个小时,冬天一般睡的多一点,夏天就睡的少一点,根据总体睡眠时间有人取了中间值,把睡眠时间的标准定为6.5小时至7.5小时,我认为只是个参考。有的人生来就觉少,一天只睡4个多小时,却非常精神,这样的个别情况也有。我们在这里强调的是,不要因为学习和工作长期占用我们的睡眠时间,有一句话说得好:"不会休息的人就不会工作。"把工作的质量和工作年限的长短非常辨证地提示给我们。这对于那些学习狂,工作狂,挣钱狂,娱乐狂,不失为一个警示。就如一条船长期超载运行,一旦遇到大的风浪或意外情况,轻则血本无归,重则人财两空,原因很简单失去平衡了。现代许多人都在超负荷地运作,他们也在不断失去作与息的平衡,动与静的平衡。失去平衡就等于埋下了意外的祸根。现代人要学会调剂、要学会减压;不要让我们的精神、神经、血管和肌肉长期处于紧张与兴奋之中,适时休息,学会放松,劳逸结合,保证睡眠,以防崩溃。

我们用了较多的篇幅,围绕睡眠从七个方面展开了叙述，但也未必说的全面，讲的透彻，阐述的清楚，还会有许多没有谈到的，如食困，吃完饭必须马上睡上一会；还有高黏血症，经常出现发困。关于睡眠的内容还有许多。看来睡眠这个问题还是比较复杂的，但从另一个方面看睡眠又是非常简单的。人生来就会睡，不需要教给，人从婴儿时期开始就会睡觉，而且天天都在睡。我在写人生第五门功课时，曾有几次都在想，人应该越睡越有经验，质量也应该越来越高，为什么随着年龄的增长，反倒睡眠的问题越来越多了呢？究竟是什么原因，我想通过这本书也让更多的人都来找一下原因。如果我们都能找到正确的答案，睡眠的问题肯定会大大减少。

五门功课的综述：

我们把饮食、大小便和睡眠都分别做了叙述，我们还要从整体层面上做一个综述。我们把这五项称为一生必修的五门功课，又把它细化到每天必做的五门作业。我们从宏观上加以叙述是强调它们之间还有非常密切的关联。这人生的五门功课本应得到人类同等的重视，因为每一门对人的健康和生命都是同样的重要，我们提示的是它们没有得到公平对待。这五项首先是饮食得到了人类不断地重视，不论是从历史还是

·走出健康认知的误区·

到如今,从世界还是到中国,人类谈论更多的是饮食。如粮食问题啦,水的问题啦,食品的安全问题啦,饮食的科学问题啦,都摆在了头等重要的位置上。既有"民以食为天"的理论,又有"一顿不吃饿得慌"的事实,因此得到人类的共识。然而睡眠问题的大量出现,是随着人类进入了工业化进程,世界的发展和进步驶进了快车道,激烈的竞争,节奏的加快,压力的增大,使睡眠问题大量出现在这些发达国家中。我国在改革开放之后,许多人不适应,睡眠问题也随之增多,冲在前面的人,我们称为冲浪者,还有跟进者、入流者、旁观落伍者、成功者、失败者,不同的艰辛和困难,不同的困惑与迷茫,有紧张和担心,有兴奋与喜悦交织在一起,睡眠的问题也已经成为我国的普遍问题和突出问题,也提到了我们的议事日程,睡眠日的确立就是提醒我们大家重视睡眠。不要把失眠不当成疾病来对待,患有失眠症的朋友要认真治疗。

五门课程现在有三门开始引起一部分人的重视。然而和大小便的问题相比之下,重视的程度还存有一定的差距。为此我提出了一个口号:"大小便是老年朋友的大事。"实际上被大小便所困扰的人何止是老年朋友,还有中年朋友,甚至还有小朋友。为什么把大小便是大事定位在我们老年朋友身上？原因之一，是在老年朋友群体中问题比较普遍，症状也比较突出，其危害性也更大一些。老年朋友患心脑血管疾病的几率要高一些，特别是便秘的危害性及危险性尤其突显，有的直接威胁到生命。原因之二，提醒我们中青年朋友，如果不及早地重视大小便问题，到老时也会成为我们的大问题。从小就要养成大小便的良好习惯，将会受益终生。

我们只重视吃而忽视大便的问题，只重视喝而忽视小便的问题，这是一种虎头蛇尾的做法。吃与拉，喝与撒（尿），是人新陈代谢的基础，也是维系生命的基础。二者之间需要保持一个稳定的平衡，人的体重与体形也就会保持相对的稳定。所谓的富贵病实际上就是垃圾，是人体新陈代谢的产物，主要就是从大小便排出，这个道理是如此的简单和清楚，可是人们却用吃药、输液、手术的方法来解决。把住上口、打开下口是解决临床许多富贵病最简单又安全又有效又自然的疗法。忽视出口的问题，造成了阻塞不通，必然也会造成进口的问题。辨证地全面地对待人生的五门功课，与我们的健康和生命是息息相关的，有医学部门统计中国人患病有60%是自身的原因造成的。我们深究一步是自身的什么原因呢？饮食的不科学，生活的不规律，不良的嗜好。如果我们再深究一步，具体的又包括哪些方面？最后我们得出结论，主要的问题就是出在我们每天的吃喝拉撒睡这五门功课上。如果我们把这五项基本问题，每一天，每一项都认真地、科学地、全面地完成好，中国人60%的发病率是不是会大大地降低？把这些基本问题解决好，不仅是健康和生命的保障，还能活得爽，舒适，幸福，去真正享受生活；相反完成得不认真，不正确，不科学，带给我们的就是困扰、疾病和痛苦。所以每天认真完成这五门作业显得格外的关键和重要，是福是罪要看这五门作业完成得好与坏。

　　饮食与大小便关系密切，大小便还与我们的睡眠紧密相关，饮食又和睡眠也息息相关。正是它们之间的相互影响，使我们许多年老体弱的老年朋友，饭吃得不香，觉睡得不安，大小便也不通畅，五门功课都不及格。而以三部曲为基础的综合自然疗法，使数以万计的朋友找回了原来的爽、痛快和对生活的享受，生活质量得到了明显的提高。因此人的一生要始终如一地关注这五门功课，并要不断地加强维护这五门基础功课，人生的道路才能走得顺，走得稳，走得长。

运用自然疗法(三部曲)中出现的误区

一、概述

《李氏自我养生康复法》是以三部曲为基础的综合疗法。几年来在全国通过广泛的宣传与推广,特别是在2006年山西人民出版社出版后,受到广大读者的喜欢。这套方法适用范围广,既能预防保健,也能使疾病得到减轻和康复,还能起到养生延年益寿的效果,大家还惊奇地发现它还有瘦身、美肤、美容和美发的作用,被中国书刊发行业协会评为"2007年度全行业优秀畅销品种"(科技类)。主要原因是方法简单,效果显著,深得大家的认可,受益人数以万计。普遍反映"吃得香、睡得着、大小便通畅,心情好,浑身轻松,不再感冒了。"但也有个别人没达到预期目的,效果慢,不明显,或有些反应。究其原因,发现存在认识上的误区和操作上的不规范和不准确以及不正确的现象,个别人出现了想放弃的想法。为消除不必要的担忧,我们在这系列丛书的第二本中给大家列举一些常见的情况,目的是让大家以自然的心态来做自然疗法,享受自然疗法带给我们的健康幸福与快乐。

二、做第二部曲(泡脚)时的误区

1. 病症加重不等于病情加重

泡脚后出现的排风、排寒、排湿的情况最为明显及普遍,因此,询问的也最多。他们被从皮肤散出的风而周身发痒,为从皮肤排出的寒,而担心病情加重。有的出现脚腿肿胀,有的皮肤泛起红疙瘩,有的脚还出现了青紫瘀血等现象,很不舒服。什么原因呢?如何解决呢?这是我们这一篇章要讲的中心内容。

从宏观上大家一定要清楚自然疗法三部曲,既不同于西医,也不完全同于中医,它有一个"排毒、排垃圾"的突出特点。人在自然界中活动,自然界的风、寒、暑、湿、燥、火无不受到影响,特别是人在体弱时,在疲劳时,最容易受到侵袭。比如:风冲破了人体的屏障,由表入里,侵入到我们的身体,就是受了风邪。通过泡脚促进了血液循环,中医讲"血活风自灭",又是如何灭的呢? 就是从皮肤排出去,在排的过程中就会出现

· 三部曲中出现的误区 ·

发痒的症状，我们把这个道理讲明白，大家就不再担心了。山西大同市一位67岁的张先生，在煤矿从事地下采掘工作达三十多年之久，在泡脚时寒湿散发出来，双腿连脚都是冰凉的，上床盖上双重被子都没有丝毫的暖意，因为他清楚这是正常反应，是多年来身体受地下寒湿积累正在往外排，所以他丝毫不紧张，整整连续坚持泡脚一个多月后，双腿双脚冰冷的现象才逐步减轻，最后寒湿排净了，泡脚后再也不冰凉了。三十多年的寒湿彻底清理干净，他紧紧地握着我的手激动地说："真不知用什么语言来表达对您的感激，这么简单的方法，在这么短的时间内解决了我三十多年的疾病,这种方法太好了！"同在大同居住的一位女士，谈自己泡脚时病加重了，我详细地询问症状是怎么加重的，她说我泡脚后，腿脚比原来更凉了，她丈夫说："你听什么就信什么，看看现在不但没有好转，反而严重了吧！"我接着又问："你是用凉水泡的吗？"她回答："我用的不是凉水是热水呀！""你家里的温度很低吗？"她否认说："家里挺暖和的。"我又问她："那寒凉是哪来的呢？"她不吭声了。我解释说："这就是你体内的，通过泡脚把体内寒邪排出来的，才有发凉的感觉。"我接着又说："寒邪在你体内你不害怕不担心,帮助你往外排寒,你却担心害怕。"一经分析解释,连在场的其他人对此也有了解了,坚定了大家继续泡脚的信心和决心。排湿排瘀也是一样的道理。在排"邪"的过程中,有些人感到不舒服,个别人感到很不舒服,有的为此还到医院去看医生,尤其是身上发痒的,起红点的朋友,医生一般不清楚原因,只好对症用药。在这里告诉大家一句:"当身体在调理过程中,症状加重时往往不代表病情加重。"还有一句话就是:"症状消失了,也并不完全代表疾病彻底痊愈了。"希望大家有足够的认识和理解。

2. 如何主动调控排毒

在上面我们把问题说清楚了,是在调整中的正常现象,有的人说那就让他难受吗?不是这样的,身体所以能排风排寒湿排瘀,是我们采取了泡脚方法后才出现的这些情况。进一步讲,我们可以让它排,也可以不让它排,也可以让它排快点,也可以让排慢点,主动权在我们自己的手里。我们在没采取泡脚措施之前,这些风寒湿邪毒隐藏埋伏在我们体内,是我们通过泡脚的方法,把它"请出来"的。你泡脚时温度高一些,时间长一些,它排得就猛一些,集中一些,明白了这个道理,你自己就可以控制一下水的温度和泡脚时间,身体排"邪"的速度和你掌握泡脚水的温度和时间成正比。如果排"邪"太集中了,有些人确实很难受,却不明白如何去调节,你泡脚时把时间缩短一点,温度降低一点,身体排"邪"不就放缓一些,你难受的程度不就轻一些了吗!也有虽难受,但还是咬牙坚持,等到"邪"排完了,也就不难受了,感觉身体轻松了。还有人问我:"这邪多长时间才能排完?"我笑了,我真不清楚你中了多少"邪",也没掌握你已经排出了多少"邪",都是 X、Y 这些未知数,得数很难算出来,但有一点我们是清楚的,越排身体内的"邪"就越少,没有了,排邪也就告一段落。这只是说历史留下的问题暂告一段,你只要在自然界中生活,受"邪"还是不可避免的,增强身体的"正气"才能减少受"邪",注意防范是不可缺少的。有些聪明的人,在身体排"邪"过程中,还能反思到自己是在什么地方、什么时间受的邪,所受的是风邪还是寒邪与湿邪等等。

除了我们用泡脚水的温度和泡脚的时间来控制排邪,我们倾向排"邪"从大小便排出,这样我们就感觉舒服多了。人体的新陈代谢四大通道:呼吸、皮肤、大便、小便。大家在运用三部曲时主要靠这四大通道来排体内垃圾,个别人也有从"窍"而出的,像眼睛、鼻孔、耳朵、口腔和女性的生殖器。我们强调泡脚后做"六大处"按摩。首先先做左脚的大小便反射区,因为肾主排泄、肾司二便。先做肾脏反射区,帮助和强化肾排泄的功能,有利于排泄体内垃圾。利小便我们常称作"下水道",即肾、输尿管、膀胱和尿道反射区的按摩。临床上许多人都做了反馈,有人一天排大便十二次,一是次数多,二是量大,三是排出物是黑色的,黏稠的,味是恶臭的,有的是酸味的,有的排出水和粪便,有的大量排出气体,就是放屁。从小便排出的,有的是油状的,有的是混浊的,有的是臊气味特浓。吉林有一位女士从阴道中排出许多白状物,有的女性已经55岁、57岁都已经绝经了,医院妇科检查一切正常,又重新来了月经,有的颜色是黑的有块,有的呈血肉模糊状等等。

大小便排出垃圾后,人的感觉是一种轻松,虽然都是六七十岁的老年人,一天排十几次大便,却丝毫没有浑身无力、腿软、心慌和腹部疼痛难受的感觉。许多人都觉得不可思议,一是体内怎么存了这么多的垃圾,二是常言道好汉搁不住三泡屎,这一天拉十几次却丝毫没有没劲的感觉,这方法太奇妙了!我们在这里举证的意思很清楚,垃圾、毒素从大小便排出,给人的感觉必然是一个字"爽"！建议从大小便排毒的朋友多做脚上大小便的反射区。

再一点要说的是有些"邪"是由皮肤浸入人体，通过泡脚再从皮肤排出，这也是顺理成章的事，这就叫自然。我们有一句话："一切要顺其自然，还要在自然中努力。"那么，在皮肤排"邪"的过程中做些什么样的努力呢？比如排风邪时，上半身发痒，可在风门穴拔罐，按摩头部风池穴。下半身发痒在风市穴拔罐，在做菜做汤中适当加些生姜和香菜以助发散风邪。寒邪较重的可在上面讲的穴位基础上加命门穴拔罐，以求振奋元阳达到驱寒的作用。湿邪重的多按脾胃经脉，如足三里、三阴交、脚底部小便的反射区，即"下水道"。还可采用食疗利湿，如冬瓜汤、红小豆汤、薏米仁粥等。

临床上风寒湿邪往往交织在一起，可根据自己的具体情况，有侧重点地选用，我们知道了一些基本原因就主动清楚多了。比如有风邪的重点要活血和散风相结合，有寒邪掌握驱寒和助阳、通阳相结合，有湿邪就采取利湿和健脾胃相结合，这些都是祖国传统中医治疗风湿病的基本原则。

在排邪进入高潮期，一般都要把泡脚用的红花改成花椒来泡脚。另外，不论排哪种邪都要按血海穴，究其原因，不论哪种邪侵入我们人体都会影响血液循环，经常按摩血海穴，不仅有助于排邪，平时养生保健都不可缺少。比如它改善下肢的血液循环，对动脉炎、静脉炎、静脉曲张、下肢沉重都非常有效，这是其一。其二，对女性的妇科病，如痛经、月经不调、有血块等都有效果。其三就是风、寒、湿、瘀、毒等病邪都会影响到血。除血海穴的按摩，脚上六大处的昆仑穴的按摩更不可缺少，不仅有祛风湿的作用，还对风湿引起的身体关节病也十分有效。经常按摩昆仑穴还能增强人体防御风寒的抵御能力，对风寒性的感冒也十分有效。

因有关在泡脚过程中出现的排邪现象较为普遍，所以在写这本书中给大家做一些解释，并告大家应对的方法。在第一本书中，我们还给大家介绍了几种中成药，以应对排邪中出现的一些症状，如内有火却外感风寒，可选用防风通圣丸，湿毒发散较突出的，可选用湿毒清胶囊，皮肤起红点疹块的，可选用连翘败毒片、丸、膏均可，方法介绍的多一些，供大家选择。如果排邪太集中太难受了，那就干脆缓泡和暂时停泡。

说了这么多，还得再强调一点，不管排邪快与慢，但必须把它排净,这些致病之邪在人体内绝对不会起到好作用,应把它视为侵入人体内部的敌人来对待,这些敌人在我们体内越多住,时间越长,危害性就越大。最后强调的一点是:人们不仅要注重清理体表的垃圾,更要学会清理体内垃圾,垃圾清理得越及时越彻底,人就会越轻松越健康,不信你可以试试。有句话说得好,你可以不信,但不可以不试,一试效果真奇妙!

3. 泡脚的温度和时间存在的误区

先说泡脚的温度,比如泡脚的水温要掌握在40~45——50~55度之间,实际在操作中,我还没见到泡脚时手拿一个温度计,那么严谨地随时测量水温的人。但话还是不能说得太绝对了。一般人掌握二点,一是脚能入水中,既不太凉也不太热,二是身旁放一暖水瓶,不断把水温调到最舒服的程度。这是一般人的做法,非常自然,那也就是非常正确的了。

我们所了解到的误区:

①泡脚盆中放置刚开的水或暖瓶中很热的水,把双脚往水中一沾,烫得不行,赶紧再把脚抬起来,缓过劲来再去沾,等水慢慢凉一些才把脚放在盆里,水凉了也不再加热水,一直泡到水冷了就结束了。虽然这样泡脚的人是极少数,但这样泡既不科学也不舒服,

还容易烫坏脚,在这里提出来,望及时改正。

②上面讲的是极少数人,比它多一些的情况是认为水温越高,效果就越好,所以每次泡脚总是大汗淋漓,过了一把三伏瘾。这样做是不对的,而且长此下去会伤阴伤气,中医讲"汗为阴液",经常流汗多了会损害我们的身体。另外一些人认为,泡脚时间越长,效果就越好。我们了解到有人一次要泡一个多小时,这也超出了常规,一般我们讲一次 20~30 分钟就可以了。所以出现这样和那样的误区,究其根源是没掌握好泡脚的原则,泡脚是以舒服的方法来保健预防和增强体质!有些人所以做得过头,是想通过泡脚让自己的病或症,好得快一些。泡脚是自然疗法,这些人的做法就违背自然了。有些人为了快一点解决痛苦,采取多多益善,只注重了过程和形式,却忽视了效果,往往是欲速则不达。那我们每次泡脚后要达到什么样的效果才算正确呢?我们要泡到觉得浑身轻松了,如有打哈欠的现象出现,有了困意;要泡到有了出汗的感觉但没有流下汗珠,说没出汗但浑身都潮润了,这是两项基础标准。

除了我们讲一般的原则和标准,也提出一点特殊情况,比如我们不小心受了风寒湿邪,回家后就应该加生姜泡脚,而且要求一定要泡出汗来,额头上流出凉黏汗,才算达标。在泡脚的温度和时间上,需要自我调节,夏天少泡一会,天冷多泡一会儿,爱出汗的和从不出汗的,都要根据自身的情况去调剂水温和时间。病重的体弱的在水温和时间上都要掌握循序渐进的方式,切不可贸然行事,以免发生意外,损害健康。小朋友泡脚掌握在 10~15 分钟,水温不能太高。女性来月经有的人问能不能泡脚,具体情况要具体分析,不能一概而论。自然疗法要体现中医的辨证施治的基本特点,月经量少,颜色黑紫或有血块,有腹痛那就可以泡脚。有的女性来月经量很大,时间还长,她也继续泡脚就不正确了,这是因为还没弄懂泡脚的三大作用,其中泡脚有促进血液循环的作用,越泡脚月经来的量不就越多吗?这是泡脚中发现的又一种误区。

急性炎症以及类风湿病活动期,传染病在发病高潮期,都不宜泡脚。我发现患有类风湿病正处于疾病活动期关节出现红肿痛的患者,也在泡脚,其效果不好,应在稳定后再泡脚。患各种慢性炎症的人,泡脚效果非常好,但在急性期是不宜泡脚的。患传染病处于发作高潮期是禁止泡脚的。

有些患癌症的人不敢泡脚,怕的是通过泡脚促使癌细胞的迅速发展和转移,这是误区。许多患有肺癌、肝癌、胃癌、乳腺癌等患者,他们都通过泡脚和配合其它自然疗法,获得了意想不到的效果,连转移的也得到了有效的控制,出现了可喜的效果,事实应该更说明问题。但出血性的癌症,在出血阶段不宜泡脚。这些患癌症的人之所以不敢泡脚;只想到促进作用,只想到怕癌细胞得到转移,没想到泡脚可以促进新陈代谢有排毒的作用,也没考虑到人体正常的,带有免疫力的细胞泡脚后得到了活跃和激发,如人体大分子细胞就有吞噬癌细胞的作用,通过泡脚去除病邪,增强人体正气,净化体内大环境,有利于抑制癌细胞的泛滥和蔓延,宏观上讲,效果上来看,有条件的应进一步用仪器和化验的科学手段去得到证实。

有的人泡完脚不注意保温,结果是泡热了又晾凉了,尤其是在冬天天冷时,提醒泡脚后要注意保温。

有的人平时泡脚坚持的还算可以,但是稍忙一点,累一点,晚一点,就把泡脚给免了,这是比较常见的现象。泡脚方法简单,贵在坚持,即可见成效,见大效。特别指出:一累了就不泡了,这是对泡脚作用和意义认识不深刻。按道理说越累就更应该好好地泡一泡,因为人体大量的运动及劳作,人体内会产生酸性代谢产物，使人感到肌肉关节酸痛及疲劳，这时坚持泡脚有利于人体新陈代谢，排出酸性物质，泡脚还能够起到缓解痉挛的效果。而这些人却在关键时刻掉了链子，真让人感到遗憾。有人时间晚一点也不想泡脚了，想多睡一会，这也是常见的误区。其实，不要单纯考虑睡的时间，更重要的要考虑到睡眠的质量，有人是早早睡下了，不是在床上"烙饼"，就是脑子里过"电影"；不是数数，就是盯着天花板；要不就是整夜做梦，睡醒了比没睡还累。而我们应当讲究睡眠的质量和效果，这是第一位的。有了高质量的睡眠，再由质到量的转化，睡眠时间也相应同时延长，因为有质有量的睡眠，会让您第二天醒来浑身轻松，精神饱满，精力充沛！不信试试看看，比较一下就清楚了。

　　不能保持天天泡脚是最为普遍的，但有些人坚持得非常好，一年365天，天天雷打不动，不论是三伏天还是三九天，一天不落。我在河南省郑州市听到两例，都是老太太。一例是老太太的女儿说她母亲，从她记事起她母亲就天天泡脚，一辈子什么病也没得过，就连感冒也没得一次，一辈子没吃过药，也没去过医院看过病，80多岁身体非常健壮。另一例是一位60多岁的先生，我在电台讲座中，他向我反馈他母亲98岁了,还能干简单的家务活,也是从他记事起,老太太多年来从未间断过推肚子泡脚,没得病没吃过药。真是可叹!可敬!可学!但说得容易做起来难,为什么让人佩服呢?就是这种持之以恒愚公移山的精神。我想大家若都能够坚持做到这一点,那么多烦心的病天天折磨着我们,难道我们就没办法解决吗?办法是有的,光嘴说是不行的,关键是能不能将这种有效的方法坚持下去。有多少人能始终如一,每天坚持?所以我认为这也是一个很大的误区。坚持,一直坚持到有生之年!

4. 泡脚放佐料的问题

①最常见的是,有些人不分青红皂白,只要你提到过的佐料,他都统统用上,我常对此种现象说:"您以为这是煮鸭子吗?调料放的越多味道就越好吗?"大家听后都笑了。

每一种佐料都是有针对性的,那是药,是根据各自的病症而定好的,希望大家一定要按照规范来做。

②还有人从开始泡脚放什么佐料到以后不管发生什么样的变化,他都不会再变动。坚持原则不错,但灵活性不够。比如人们最多是选择红花泡脚,一旦出现排邪发痒等情况,就应停用红花,改用花椒。排邪完了还可以改过来。又比如有高血压病泡脚用红花加

盐，血压平稳了，有的人有脚裂，那就不要放盐了；没小心感受风寒就改用生姜泡。还比如有风湿脚凉，按理论应用生姜，但有人一用生姜泡就出现"上火"现象，我们知道这种情况是阴阳不调上火下寒的人，要么少放一点姜，再加一点盐，要是还不行就改用红花加盐的方法。

总之放什么佐料，一定要本着辨证施治的原则，病症变方法变。又如患呼吸系统疾病的人和妇科疾患的使用艾叶泡脚，也要针对不同情况而调整佐料。

患慢性气管炎、老慢支、哮喘如吐的是白痰，可用艾叶泡脚，如变成黄痰或无痰就不宜用艾叶泡脚了。

妇科病造成白带多或清稀应用艾叶泡脚，如病症发生变化，变成黄带，就不宜用艾叶泡脚了。

5. 脚上按摩中的误区

脚上"六大处"的按摩是基础。人体脚上有六条经络三十多个穴位，有七八十个反射区，为什么选择六大处呢？先说什么叫"六大处"。因为它既不完全是穴，也不完全是反射区，区内包含着穴位，所以称为"处"。那么多的反射区和穴位为什么选择了六处？这是精选是基础，也是最重要的。又考虑到有些老年朋友记不清的情况，不能搞得太多，但不等于其他反射区和穴位就不重要了。六大处是基础的必须做,同时结合自己的病症,加按相关反射区和穴位。在这一点上,许多人认识不到位。脚上有人体五脏六腑的反射区,有五官和身体各个关节的反射区,还有人体器官组织的反射区,在掌握六大处的基础上,逐步增加相关反射区的按摩,以达到更好更快的效果。当然按道理脚上所有的反射区都应该按,但对许多人来讲是困难的,尤其是年老体弱、体力不支的人更是无法做到。所以选了最基础的"六大处"。不论做到做不到,我们首先要认识到。

其二,许多人做得不准确,位置找不准,尤其是一些新朋友,找不准就做不对,效果就不如意。有些人常这样讲:"我们都按照要求做了,没有见到明显效果。"那我们就应观察看看是怎么做的,不看不知道,一看便知晓,位置找不准,跟打靶一样,光放枪没看准靶子能出好成绩吗?比如患有高血压、糖尿病、失眠、心动过速、阴虚阳亢的朋友不能刺激肾上腺,否则效果就不好。这些在按摩中出现较多的情况,许多人经过纠正后,效果逐步显现出来了。

还有阴虚体质的人,只按太溪穴,不敢按昆仑穴,这也是不正确的。阴阳互补,阳虚会致阴虚,阴虚也导致阳虚。滋阴时也要养阳，只不过是侧重点不同。阴虚的人还会造成有热有火，再严重会出现阴虚阳亢，出现此情况不仅要重点按太溪，加强按摩太冲穴也是不可忽视的，这被称作"滋阴降火"，"滋阴潜阳"。

除了这些情况，还有些新朋友或性急的人按摩速度太快，结果是有了速度缺少了力度。要求力度要适中并要用力均匀，有一定渗透力。意思是说要有一定的感觉，不要搞成串皮不入内走过场。

还有泡脚后用器械，也就是使用按摩棒按摩的。刚刚泡过的脚，如果用棒按摩，用力过猛过重，极易损伤皮肤，这种现象也是比较常见的。如果用棒按摩，可以先穿上袜子保护皮肤，使棒按摩比较有力，但论舒服还是用手直接按脚最舒服。

按摩是有方向和顺序的，许多人不按程序作，一会按这儿，一会按那儿，而不是按先后程序按完一处再按一处。一般是先按脚底，后按脚内侧，再外侧，最后按脚背。先左脚后右脚的顺序。

说一下"六大处"每处的按摩时间，因有些人掌握的不太好，先说一般原则，每处按摩不要少于3分钟，大小便反射区不要少于5分钟。刚学着开始做的朋友掌握着时间不要太长，基本要领熟练后再根据自己的病症，可以增加每处的按摩时间，增加其他的相关反射区的按摩，也可增加到一日按摩两次。一定要根据自己的体力，不要一上来搞得时间很长，弄得精疲力竭，腰酸背痛，要循序渐进，力求自然舒适。

6. 磕打脚摆腿中的注意事项

第二部曲最后一项就是爬在床上磕打脚摆腿了。此属反方向运动学说的范畴。双腿往上一翘，双肘做支撑，头稍稍上昂自然放松，是孩童时常有的动作，也是大海边、沙滩上常见的一种景象，本身这种姿势就使人联想到回归自然，回到童年，是一种自然的享受。许多人缺乏这种想象，心态没调整好，往往当成了负担或任务来完成，这一点是误区。

第二点，磕脚点太局限。我们可以用一只脚磕另一只脚的肾反射区，胃、胰的反射区，也可以磕腰椎的反射区、坐骨神经的反射区，足跟痛的可以加上一点力度磕足跟，有妇科病子宫有疾患的、男性前列腺有问题的，磕足跟内侧子宫、前列腺反射区。应举一反三，灵活掌握。

第三点，摆腿，有些腰腿有严重疾病的人不能做，千万不要强做。可以改为仰卧，下肢垫高一点，腰部做左右侧翻的动作，幅度不要大。也可以双下肢做左右

三部曲中出现的误区

摆动。一句话做这样的动作千万不要过急过猛，幅度不宜过大，以安全为先，以舒服为度，达到松腰，松胯，松下肢，改善腰胯及下肢的血液循环，减轻和康复临床病症。许多人做了都说好，腰椎病症状减轻或消失了，坐骨神经不痛了，两腿也轻松了，走路也快了，有些老年人还用"行走如飞"来形容轻快。

我们对三部曲第二部中的一些做法以及认识上的误区做了讲述。因为第二部曲讲的是泡脚，在第一本书中讲过，但是我还是要反复地强调按摩脚磕脚，再加上许多人的反馈，脚凉好了，脚烧好了，脚麻脚木、脚肿、脚痛、脚气、脚鸡眼、脚茧、脚裂、脚冻疮、脚外伤、脚癣、灰趾甲、脚沉重等等都好了。这给一些不甚了解实际情况的人一个误区，认为三部曲的第二部是专门治脚病的错觉，刚刚学做三部曲的朋友也缺乏深刻的认识。这是一个比较普遍的情况，我们经常听到有人议论说："泡泡脚，做做按摩要能治好病，大夫就失业了，医院就关门了。"不难看出人们对我们的一双脚认识的差距太大了。他们不知脚的重要性，只知道用脚，却不知道如何呵护脚。"千里之行始于足下"，如果不把脚呵护好，你就哪也去不成了，到老时连自理都困难。脚是人体循环的末梢，也是神经的末梢，所以说"循环好不好首先看看脚",脚是人体的小宇宙,是人体的缩影,所以它能反应人体健康的状况,而且最为敏感。人体垃圾的多少也能从脚上反映出来,人在地球上受到地球引力的影响,没有排出的垃圾往往沉淀在脚下。寒从脚下起,脚凉是大病,缺乏对脚的保护,不仅仅病症反应在脚上,还会影响全身。"脚是人体第二心脏",说明了这一点,心衰的病人往往都脚肿,这是最好的证据,人变老最先表现在脚衰。老年人有三分之一的人因腿脚不利索摔跤,有一半的老年人的死亡都与摔跤有直接和间接的关系。我们讲了这么多道理,又摆了许多事实,真正认识"脚是人之根"还需要不断地用心去悟,一边做一边悟,对脚的重要性认识得越深刻,你就会越重视,呵护脚的主动性、自觉性以及坚持的毅力也就越高。

脚热了,不凉了,不麻不木了,不青不紫不黑了,不痛了,说明经络通了,循环好了。脚茧没了,脚癣干净了,脚气、脚臭、脚痒、脚鸡眼、灰指甲都好了,说明体内的垃圾经过大扫除干净了。脚光滑了,皮肤细腻了,说明微循环也通畅了。

人是一个整体,身体的各个部件有生理上的内在联系,同时又会发生病理上的影响,泡脚按摩脚也绝非是治脚病，它什么病也不治，而是调，就是通过脚对全身进行全面调整。泡脚达到人体内外通，促进了体表的新陈代谢、血液循环，增强了皮肤的抗病能力，因此许多顽固性皮肤病，如51年的牛皮癣，30年的湿疹，30年的荨麻疹，31年的硬皮病，常见的老年性皮肤瘙痒症，都得到了意想不到的奇效。人们惊呼方法太简单了，效果太神奇了，皮肤的痼疾就这样轻而易举地被攻破，人们高兴的是找到了一把"金钥匙"。通过泡脚皮肤光滑了，细腻了，还有了弹性，脸上有光泽了，美丽是一定要建立在健康的基础上。人也显得年轻了，活动也带劲了，生活质量自然也提高了。

泡脚按摩脚磕脚摆腿除对脚上的疾患和皮肤疾病有作用，还对风湿腰腿病、动脉炎、静脉炎、静脉曲张、腿脚抽筋等都具有很好的康复作用。我们根据大家的反映，只做了一下初步的统计，就对临床四十多种病症有预防和康复的作用。与其他二部曲合力，则对心脏病、中风病、高血压、糖尿病、失眠等都起着重要的作用。说到最后还有一句话，不怕您不信，就怕您不试！

三、做第三部曲(推肚子)**时的误区**

第二部曲和第三部曲内在联系比较密切，做好第

二部曲之后,喝一杯水,做好睡觉前的一切准备工作,紧接着躺在床上做第三部曲推肚子,其效果会更加显著。常见的误区如下:

1. 过急、过快、过力、过紧张

特别是刚开始学做的新朋友和性情较急的朋友,是最容易出现这四个"过"字。首先是精神和身体没有调整到放松状态,推肚子时速度太快,发现了肚子里有横着的棱或有块状的包,有的还跳得挺凶,就用力使劲推,搞得很紧张;有的完不成300下就疲劳的不得了,两只手几乎无力了,全身也乏了。那如何纠错规范地做呢?上床后准备推肚子前,先伸展一下全身,也就是老百姓常说的伸懒腰,再做三次深呼吸,心情和身体全都放松后,调整全身姿势,使之达到舒展、舒适轻松,再开始推肚子,避免了过急。推肚子时要调整好呼吸,手随呼气而下,随吸气而上,我们常说的一句话:"手随气行,气随手到,手到、气到、心到、意到的原则。"这样就能有效地控制节奏过快的现象出现。许多人平时自己很少去抚摸腹部,对腹部关注的不够,当学做推肚子时才发现有各种不正常的现象存在。有人交流时说:"推肚子才发现胃很凉。"有的说:"小腹很凉。"有的说:"推肚子时上腹部挡手,肚里有棱横着挡

· 三部曲中出现的误区 ·

手。"有的说:"推肚子里面咕噜有水声。"有的说:"肚脐周围很硬,肚子按住它还跳。"有的一推肚子就上出嗳气,下出矢气。有的人一推肚子就打哈欠流眼泪,真是各种表现都有,复杂之极。所以就必须静下心来用心推。疾病不是一天形成的,是日积月累造成的,"病来之则安之",不能太着急,要学愚公的精神,每天坚持推就行了。个别人由于用力太重,急于求成,把肚皮推得痛了,连轻轻用手一摸都疼,那还能再推吗?这就叫"欲速则不达"。有人向我反映在推肚子时发现肚里有包块,十分紧张,担心肚子里是不是长了什么不好的东西,挺担心害怕的。我告诉他们从年轻时就养成推肚子的习惯,肚子里什么东西也就不容易长了,现在发现了是好事,越早发现越好,根本没必要担心,只要坚持规范地推,就会像愚公一样感动"上帝"。有的人推了一二个月,有的时间稍长一点两三个月,肚子都热了,什么包块,横棱都没有了,肚子柔软了。有的将军肚也小了,腹围由3.2尺缩小到2.5尺。这个"上帝"不是别人,就是我们自己。"没病时我们要防,有病时切莫慌"!紧张不能解决问题,有时还会加重病情,明白这个道理后自己要懂得如何调控。

有的人认为肚子里的这些垃圾都是用手用力推

下去的，这又是一种认识上的误区，下面我们通过讲一讲推肚子对大便的影响就清楚了。

2. 治便秘是用力推肚子推下来的吗？

有不少人就是这样认为的。许多人都被大小便问题所困扰，尤其是一些老年朋友，我们讲大小便是老年人的大事，通过综合疗法解决了被大小便困扰的人数以万计，有便秘几年、十几年的，有的从小几岁、十几岁就开始便秘，活到六七十岁，仍然保持着传统习惯。随着年龄的增长，体质下降，承载的能力在下降，问题显得越来越突出了。有的两三天解一次，有的一个星期才解一次，甚至还有二十多天、近一个月才解一次。他们用了许多药，许多方法，往往解决了一时，但解决不了一世，有人因解大便困难，连饭都不敢多吃。他们运用了以推肚子为主的综合疗法，逐渐减轻，最后获得了正常，大便也不干了，每天都能解一次，有的人还调整到了早晨定时的程度。有的过去解一次大便像背过一座山受过一次刑一样，瘫倒在床上。有的过去解一次大便半个小时左右，现在二三分钟。过去从卫生间出来满脸痛苦，现在哼着小曲儿就出来了，他们说现在解大便一个字"爽"！

大量这样的反馈，使有些人误认为推肚子治便

三部曲中出现的误区

秘,因此有些大便次数多的人,大便稀薄不成型的人,患五更泻的人,就连有些患结肠炎、便秘和腹泻交替出现的也不敢推肚子。因此,揭示一下误区,说清一下道理是十分必要的,就连患便秘好了的人,是否明白了其中的奥秘,我看也不尽然。

对于一些体质弱,胃肠功能降低,蠕动力不足,我们通过推肚子助它一臂之力,是有这样的作用,但这仅仅是其中的一部分作用。造成便秘是多方面的原因和多方面因素,仅这一项作用是远远不足的。我们举一个简单的例子,为什么推肚子要配合上呼吸,中医讲气下火亦下,气下痰亦下,是不是气下也利于大便呢?呼吸是肺的功能,大便关系到大肠的功能,中医讲肺与大肠相为表里,浊气不降,清气不升,可见它们在生理上和病理上的密切联系。

有些人处于长期的精神紧张之中,抑制了人体内分泌,呼吸也不能平稳和舒畅,如紧张学习的学生,忙于商海的勇士。许多人处于高度的紧张,也都会不同程度地影响大便排泄,加之生活上的不规律,想解大便没时间就憋回去了,造成肠功能紊乱。饮食的偏食,辛辣的,火烤的,烟熏的,洋快餐食品的长期摄入等等都会影响到青少年和中年人的大便,因此说便秘不仅仅是老年朋友的专利了。所以说推肚子不仅是针对便秘的，反过来讲，便秘仅仅靠推肚子也是不够的，这一段文字的叙述就是要说明这个问题。

　　泡脚也好，推肚子也好，或是其他自然疗法，它们的作用都是在"调"而不是"治"，"治"是针对疾病的，"调"的重点是针对我们身体功能的。人们所以大便不正常，不论是便秘或是便稀不成型次数多等症状，关键的实质是我们身体内部的机能降低了，紊乱了。不论是什么原因，哪种情况造成的，最终的实质是功能的问题，尤其是肠功能为主的变化，所以推肚子的着眼点是在调内脏的功能，尤其是以肠胃为主的功能，通过推肚子一旦把紊乱的功能调顺了，功能增强了，便秘的就不再便秘，腹泻的、不成型的、次数多的也就逐渐恢复正常了。"调"是调功能，所以它起到双向调节的作用和功效。许多人明白了这个道理，就会放心地去推。结果使许多患几年、几十年五更泻、慢性肠炎、慢性结肠炎的人收到了满意的效果。有的吃了多年的药，不停地用各种方法去治，也未获得痊愈，有的虽然见到一些效果，但还是时轻时重，稍不注意，不知道什么原因又回到先前，使他身体消瘦、营养不良、体力不支。但用自然疗法推肚子如此简单的方法却使他解除了病痛，获得了出乎意料的效果,令人兴奋不已。

3. 推肚子虽然能解决多数便秘者,但也不是万能的

有人向我发问,人家多少人,多少年的便秘推肚子就好了,我推肚子很长时间了为什么效果不好?其实这个答案在上一节中已经做了一些简单的回答,便秘只是临床上的一个症状,引起便秘的原因却是多种多样的。因此想通过一种推肚子的方法解决所有原因造成的便秘也是不可能的,因为它不是万能的,就是说不可能通过一种推肚子的方法去解决所有原因造成的便秘。我们还要静下心来分析,顺瓜摸藤找病根,找到原因,针对性地加以调治,中医论述便秘分阴虚、阳虚,气虚、血虚等原因造成的便秘,主要的还是分出虚实性质的不同便秘。有些因病长期服用某些药物也会影响肠胃功能,有些人不爱活动或不能活动,也是造成便秘的其中原因,腰椎病能造成下肢瘫痪,还会造成大便秘结或大小便失禁,所以说各种原因都可能造成便秘,需要找出原因,才能有针对性地采取相应的措施和方法。有的人大便时很急,这是由肝气急所致;有的人大便虽然解完了,但还有不净不爽的感觉,这属于气滞;有的人一咳嗽大便就出来了,这属于肾气虚，叫气不摄，意思是说由于肾气虚控制大小便的闸门不紧不严了。北京一位77岁老先生反映他辅导下的一位老年朋友，大便毫无知觉很是无奈，一天需要换几次内裤，后来运用了自然疗法得到了康复。有人大便头干后软，这是脾虚。我们所以举了这些例子，给大家扩展一点视野说明推肚子解决便秘不是万能的，应提倡自然综合疗法。

4. 推肚子能减肥的误区

有人看了这个小标题会发问，推肚子能减肥还会有什么误区吗？许多人通过推肚子确实瘦了，有的腰围瘦了一寸的，两寸的，最多的从3尺多腰围瘦到了2尺5寸。体重有的减了七八斤，十来斤，最多的有减掉了近20公斤的体重，既然那么多人都收到了这样效果，为什么还有误区可言呢？

首先要强调的是通过做自然疗法，所获得的减肥效果和我们市面上单纯为达到减肥的效果，是两种不同的概念，也是两种不同的方法，更是两种不同的结果。说到这里有些人就更不理解，不是都达到了减肥的效果吗？

自然疗法推肚子，是靠自己去做，是排出体内垃圾，恢复了脏腑及内分泌的功能，是整体调理达到的

· 三部曲中出现的误区 ·

自然效果。有的人推肚子瘦了,有的人因患慢性胃炎、慢性肠炎、返流性食道炎、胃溃疡、十二指肠球部溃疡、萎缩性胃炎、胃癌,他们不但不瘦反而胖了七八斤,十几斤,这能说是一样吗?由于功能调顺了,增强了,效果是稳定长期的,是不容易反弹的,有的人美滋滋地反馈说,体重比原来减轻了,但吃的比原来多了,也香了,浑身可有精神了。这能说是一样吗?每当有人反馈说,通过推肚子体重减了多少斤,我们就强调自然疗法的这种减肥效果和市面上减肥的目的是完全不一样的,以免诱导其他更多的人进入认识的误区。

5. 胃下垂患者可以推肚子

听了这话很多人会担心越往下推肚子,胃不就更下垂了吗?我们讲的不单是胃下垂可以推,还包括肾下垂、子宫下垂、脱肛、疝气都可以推肚子,关键是要掌握一个准确的度。我常说的一句话:"凡事不可过,过为过也。"什么事情都是一样的道理,关键是要做到恰到好处。胃下垂推肚子道理何在呢?中医讲:"浊气不降,清气不升。"内脏下垂是中气不升所致,要想达到升的目的,只有先降浊气。这就是它的理论根据。我们再为大家提供一个证据,中医用中药给患胃下垂的患者治疗,一般都以补中益气汤为基方进行加减处方,医生使用药物都没有太大的不同,但效果却差距很大。有的病人拿着几个不同大夫的药方来对照,看有哪几味药不同,多了哪味药,少了哪味药,试图找出效果不同的原因。实际上有时的关键在降浊气药上的份量,补中益气汤破气降浊用的是枳实,一般大夫都知道胃下垂是中气虚,所以都不敢加重枳实这位下降并带有破气的药。有许多人想得到秘方,就是把全方都告诉你,不说分量也没有用,秘方有时就秘在份量上,补中益气汤治疗胃下垂把枳实敢用到适量的效果就好。我们用一个例子来说胃下垂为什么可以推肚子的道理,但提醒注意的是,推肚子的力度不宜太重,次数也要比一般人少,可推100次左右,推完肚子后要按百会穴,平时喝些炒枣水,多按按足三里,采取综合调理的办法,效果才能满意。要掌握先降后升,降少升多的治疗方针,这就是中医讲的平衡学说。

6. 推肚子还需要有规范和标准吗?

是的。三部曲历经十几年的收集整理,在宣传中逐渐地完善和提高,形成了一个基本完整的体系,并且不断地加以规范。许多人推肚子,到没到位,达没达标,都有了衡量的标准。有些人推肚子没到位,却想及早见到成效,这是我们在推行三部曲时比较常见的情况。

还有一部分人把做自然疗法当成了任务，或当成一种负担。这需要提高认识，调整心态。预防保健，增强体质，是每个人应该和必需的事，并要把知识和方法融入到我们生活工作和学习之中，处处体现生活的科学性和规范性这才叫达标，认真坚持才能真正说明我们珍惜生命，珍爱健康。具体到推肚子要求规范就是要做到"四到"。检验的标准，要考证推肚子后脚底是否冒凉气，冒水气，最后冒热气。推肚子若能推出美感，轻松舒服感，犹如是一种在享受的感觉，这才叫达到最高境界。

7. 每晚必须一次推完 300 次吗？

不是这样的。有些新朋友一开始做不到，他们做到 100 次双臂就疲劳了没劲了。老朋友也有推肚子不到 100 次就睡着了。这样的情况比较多见，别忘了自然疗法的最高原则是自然，新朋友可以循序渐进，逐步增加。推不到 300 次就睡着了，睡着了就让他睡吧，醒了睡不着可以再接着推。如果一觉睡到大天亮，那就早晨醒后再补做，如果肠胃不好，大便不正常也可睡前推，早晨醒后再推。既有基本原则，也不要忘了灵活变通。个别人在推肚子时已经困得不行了，还撑着凑够 300 次的数，这也是误区之一，这样做既不自然也不舒服,是不可取的。

四、做第一部曲(晨起五步操)**时的提示**

三部曲中存在的一些误区,写到最后一部就是早晨的五步操。因为大家在做五步操中没有太大太多的问题,也就不多写了。但有一个问题应该提示大家,那就是我们常提的早晨五步操,因为强调了早晨要必做,所以有些人就只是早晨做一次,其他时间就不再做了,不管是我们强调的缘故,还是大家理解的问题,有必要把它说得再透彻一些,比如在冬天或室内外温差大的时候,除了早晨做完一遍,临出门前还需要有选择地再做一次。如有颈椎病的朋友,爱感冒的朋友,有鼻炎、迎风流泪、呼吸系统有毛病的人,见风遇寒就头痛的人,再做一次相关的部位,如搓脖子,按揉迎香穴、睛明、印堂穴。这就是我们经常强调的要根据自己的病症,在整体调整的基础上,还要注意局部加强。

又比如做脑力工作的朋友,用脑后做十几次手指干梳头,伏案工作的人起来做一些扩胸运动,长期用眼睛工作学习的人,使用眼睛后做做五步操的第二步,坐久了的朋友站起来做一下交叉轮打双肩和腰。

自然疗法一定要自然,要把一些知识和方法紧密地融在我们的学习工作和生活中,因为它是人生必不可少的元素。意识强一点，认识高一点，知识丰富一点，方法措施多一点，人勤快一点，你平时对身体关爱呵护得周到一点、细致一点，它舒服了，你也就舒服了。若你只知道使用它，但缺少对身体的维护保养，时间长了，日积月累，它要和你算总账，有时要付出利息，有人还不起欠身体的债，最后采取逃避，就是不堪疾病的痛苦，不管你花多少钱，用什么办法，吃什么药，身体不买你的账了，因为你把它伤得太苦了。所以有的人只得采取自杀的方法来结账，真是太令人遗憾了。为了你自己，为了你的家人的幸福，平时的吃穿住行处处都要注意养生保健。主动地、自觉地增强体质、预防疾病，把三部曲融入自己的生活议事日程中，像每天的吃饭喝水刷牙洗脸一样，想健康不要光停留在嘴头上，少说点多做点，要学会给健康投时间，投精力，投资金。一分耕耘，一分收获，在七分调养的绿色空间去辛勤地耕耘，就会收到丰硕的健康果实，有了健康才会有幸福与快乐！

·走出健康认知的误区·

中风自我康复八法分解

一、对中风病的总述及对策

在《李氏养生康复法》第一册书中,向大家介绍了《中风先兆》这方面内容,引起了读者极大的关注。书中介绍了中风在发病前的十几种临床常见的症候,使许多人提高了警觉。再与自己、与家人、与周围的人进行了对照,发现了可疑情况,并及时去医院去检查,有的经脑CT确诊果然是脑中风,及早地发现和确诊得到了早期的治疗,获得了极好的效果。患者和家属,感到非常庆幸,对中风病的早发现,早确诊,早治疗发挥了积极有效的作用,因此十分受大家的欢迎。许多人看了第一册的《中风先兆》内容后,又纷纷要求希望获得有关中风病的更多知识,尤其是中风后康复的具体方法,为满足大家的要求,我对曾经讲过的知识和方法重新做了一些加工和整理,更加规范和系统,便于大家掌握和实施,现叙述如下:

中风病对人们的健康和生命构成了极大的威胁和危害，它具有死亡率高、发病率高、致残率高以及复发率高的四高特点。所以，早预防、早发现是我们宣传的重点，对于中风后遗症的患者，也要给予更多的关心和指导。中风自我康复八法就是我在行医临床四十余年经验的不断完善和总结，在推广运用中口碑不错，它简单，安全有效，省钱，无痛苦，还调动了患者自身的积极性，减少了疾病的痛苦，减轻了家属的劳累和家庭的经济负担，推广运用起来非常方便。

八法的运用是要在三部曲（见第一册）的基础上实施，是在中风病发病期后进入稳定期和恢复期，主要靠患者自己操作的一套行之有效的方法。

八法并不是指的八种方法，而是在人体八个部位实行的按摩、拔罐、艾灸和贴磁等方法的总称。

要讲起中风病病理是十分多，如果简练地概括就是一个字"堵"。而我们所做的事也是一个字：即"通"！什么堵了，哪里堵了，什么原因造成的堵了，堵的程度及造成的后果和影响如何？患者和家属都应该有个基本的了解，学习和增加一点这方面的常识对护理和康复都有着极其重要的意义和作用，在这里我们也做一点脑中风知识的普及。

堵,是说血管堵了。脑中风是脑部的血管堵了,造成脑血管堵了的原因很多,有内因,有外因,有诱因,有出血,有梗塞,有痉挛。中医内因说:阴阳、气血、经络。外因说:风、寒、痰、湿、火。诱因说:饮食、烟酒、劳累、紧张、兴奋过度、没得休息等。脑出血常由严重的动脉硬化加用力,血压过高加诱因而发生脑出血,其他有外伤和脑血管畸形等原因。脑梗塞一是血中有栓子流至脑部被堵,这类都以发病突然为特点;二是因血中杂质、垃圾逐渐增多,日积月累最后造成堵塞不通,这称为脑血栓形成,临床发病相对比较缓慢。再说脑痉挛,临床相对比较少见,给予及时的镇静治疗一般没有后遗症。引起中风的常见的是由高血压病、高血脂症、糖尿病、动脉硬化较为普遍,其他有低血压,或由高血压降得太快、太多也容易发生脑中风;还有肥胖症,高粘血症,静脉炎,动脉炎,病毒性、细菌性的心肌炎等等。堵的程度及造成的后果及影响,如出血性的脑中风出血量越多危害性就越大。脑出血是造成脑中风死亡的重要原因,由于现代医学技术的不断提高,死亡率在呈不断下降的趋势,但有的虽然被救活却成了植物人。缺血性的脑梗塞一般不会造成死亡,其轻重之分有两点:一是梗塞的面积大小,是一处梗塞,还是多处梗塞;二是要看梗塞的部位,比如发生在脑干部位,相对讲就比较严重。有人奇怪病发生在脑部,为什么说话会言语不清,半边肢体不会动。问题是虽发生在脑部血管,但受到的影响是多方面的,特别是造成了脑神经的障碍和失灵,压迫和影响左侧的大脑运动神经,就会使受到支配的右侧肢体的活动发生故障,相反右半脑的病变也会影响到左半身的活动。如果病灶压迫影响到语言神经、视觉神经或吞咽神经,就会造成语言障碍、视觉障碍和吞咽障碍。脑血管被堵还会造成气管的不畅,这是非常危险的,容易造成吸入性的肺炎、咳呛、发烧,尤其是处在昏迷状态下的病人,危险性极高,有的不是死在出血梗塞问题上,而是死在并发的吸入性肺炎上,值得警惕。脑血管被堵还最容易造成大便的不畅,病人几天甚至十几天不下大便,对疾病影响极大,早通下大便就能促使病人早日苏醒,早一点苏醒脑细胞受损的程度就会轻一点,特别是及时通大便排出体内垃圾,会加快病情的稳定和恢复。家属在护理中气管和大便的通畅是重中之重,是不容忽视的大问题。

说过了堵,就要说通。围绕解决堵的措施都是在做通的工作。通的越早预后的效果就越好,通的越彻底复发率就越低。脑出血在确定不再出血后就着手化瘀，促进尽快吸收。脑中风不仅着眼于解决脑血管通的问题，另外一个不可忽视的问题是全身通，上下通、首要的是肠胃通，大小便通。现代医学在微观、局部的病灶方面借助化验、仪器诊断、救急是其优势，但往往忽视整体。中西医互补，效果才更显著。要想达到通，不仅要化瘀，还要清瘀和排瘀，瘀血也好，痰也好，火也好，大便也好都叫体内垃圾。不去打开出口，让它滞留、存储在体内，会造成什么结果和影响是不言而喻的。这个道理必须剖析，疏表外邪，清理垃圾，畅通气机，疏通经络，调整阴阳和气血，这是中风病通的原则和步骤。呼吸道不畅被痰堵，可选用竹沥水，痉挛作呛的可按后背的右膈俞穴，这样做效果称奇。上口通，下口畅，这是讲通的关键。不论是现代医学讲的高血脂、高粘血、酸代谢物、自由基，还是中医讲的风寒湿痰火统统都要清理出体外。这是要通的基础，也是首先要做的第一步。有人用推肚子解决了半个世纪长的便秘，有人推肚子一上午排便 17 次，有的一次排满一便桶，有人腹围瘦了三四寸，有人减了体重二十多公斤，大便一排，神清气爽，浑身轻松。什么高血脂，脂肪肝全都消失，说起来容易做起来也并不难，关键是信心、毅力和坚持。"不怕您不信，就怕您不试。"这是我常讲的一句话，只有把阻塞我们气血、经络的障碍彻底清理掉，五脏六腑的功能才能得以正常发挥和运行。气血经络通了，营养供应上去了，各种人体功能才会逐渐恢复，实际的道理就这么简单。清理体内垃圾已经成为预防富贵病以及调理和康复的重要议题，它能从根源上降低心脑血管疾病的发病率。

我们把通的意义作用和影响，通的步骤和顺序，通的关键和第一步，都做了列举，并讲明了缘由，具体的方法也做了较详细的介绍，突出了解决中风病的核心和关键，我们一定要加深认识，认真去做，坚持去做，就一定会取得满意的效果。

二、中风自我康复八法分解

1. 时间及分型

此八法是在中风病进入稳定期就可以开始做，主要是由患者自己来操作，所谓的八法就是对八个主要部位按摩的一套方法。

头部分三个部分：一是颈椎，二是半边头，三是百会穴。

上肢分二个部位：一是肩，二是手和肘。

腰胯是一个部分。

下肢分二个部位:一是膝,二是大脚趾。

我们把八法分成四个部分,八法只是基本的,基础的。因中风病在临床上表现症状不尽相同,所以在具体运用中还须采取辨证、有针对性的操作。我们所指的辨证,在这里主要把它分为两型,一是痉挛型的,二是迟缓型的。

痉挛型:肝肾阴亏,肝阳上亢,面部红润,情绪易于激动,往往血压偏高,筋脉拘急,上肢紧缩,臂不能伸展,五指紧握,不能自然伸展,下肢僵硬,脚尖或外脚掌着地,走路急,戏称点点划零的走路形态。

治则:滋阴潜阳,酸甘化阴,解痉揉筋。

按摩方法:多采用拨筋法或磁疗法。

手脚部药浴:草红花15克入水,煮开,水沸后再煎5分钟即可。灭火,焖一会。可先泡手10分钟,再泡脚30分钟左右,一日一至二次。红花中还可加伸筋草15克同煮,高血压或肿胀者加盐一小勺。

偏方:生白芍30克,生甘草10克水煎,分早晚各服一半,可常服。

迟缓型:脾肾阳虚,全身无力,面色无华,懒言少语,痰多体胖,肢体肿胀,不愿交谈,不愿活动,手臂下垂,走路拖地。

治则：补肾健脾，利湿去痰，舒经活络，振奋阳气。

按摩方法：揉按为主，多取肾经与督脉及脾胃之经，如命门、至阳、大椎、肾俞及膝盖下胫骨两侧的脾胃两经。重点穴位：足三里，丰隆，阴陵泉，血海，三阴交等。见图11、图12、图16、图17、图18。

手脚药浴：肿胀取花椒二三十粒，同样水开后煮五分钟，加盐一小勺，待肿胀消时换红花泡手脚。偏方：常服冬瓜汤，薏米仁粥。

临床以痉挛和迟缓为多见，中医辨证将中风又分为六型，还有分为八型的，如气血两虚型，气滞血瘀型，气虚血瘀型等等。辨证分型的目的就是定性定位定准靶心，针对性地治疗。病程较长的在治疗和康复中要注意久病必虚、久病必瘀和久病入络的特点。另一点提示的要采取整体调整、局部加强的方针。我们在这里介绍的中风康复法就是以三部曲作为基础的整体调整，而八法突出了局部加强的特点，两者一定要紧密结合不可偏废。

八法具体分解：

2. 颈头部分三处：颈椎，半边头，百会穴

①颈椎：

头与躯体的连接是我们的颈项，头脑所需的血氧

要经过颈项输送,大脑是司令部对全身所发的指令也必须经过颈项,颈项就成为重要和关键的通道。这个"瓶颈"一旦受风寒,受外伤,或因长期姿势不正或疲劳,肌肉受损,颈椎增生或变形,压迫血管和神经,造成通道不畅,则会对头脑血氧的供给以及传递大脑指令出现故障。轻则功能紊乱和降低,重则受堵,相继发生各种病状也就不奇怪了。颈椎的病变与脑中风之间的关联也是我在实践中发现和认识的,中风患者大约有80%左右都有不同程度的颈椎病变。这就提示我们打通颈项,畅通气血通道是解决中风病不可缺少的重要环节。

按摩颈椎的方法:

(1)搓:搓脖子,早晨醒后,午休之后,天凉出门前都应搓脖子,速度稍微要快一些,以搓热为准,次数自己掌握,坚持经常做。

(2)拨:对发硬的大筋均采用拨的方法。如脖子后的两根大筋,还有脖子侧面下颌角下的大筋,都作为重点来拨,拨的含义是使发硬的大筋做左右的拨动,使痉挛得到缓解和放松,改善和促进血液的流通与供给,一般自己用健侧的手指做横向的按摩即称为拨。

(3)压拨:是对肩井穴的一种拨法,因用手达不到效果的力度，所以采取他人用肘按压肩井穴（见图1）。具体方法：患者坐椅凳，背向按摩者，将肘压在患者的肩井穴处，也就是最硬的大筋上做前后的压拨。注意力度要从轻逐渐加重，以承受为度，切不可突然发力或用重力。每日两次，每次最少10分钟，两肩均做，以疼痛发硬一侧为重点。

(4) 懒功：坐在高背椅上，将头轻轻往后仰，将脖子贴靠在椅子的楞上，然后做左右摇头的动作，不能太快，其目的是用椅子的楞去按摩颈椎，这叫半自动按摩法，自然省力，预防康复都可以做，注意高背椅的高低要适中、要舒服，可用坐垫调高低。

(5) 拔罐：大椎穴处（图1）有大包或颈部发凉或

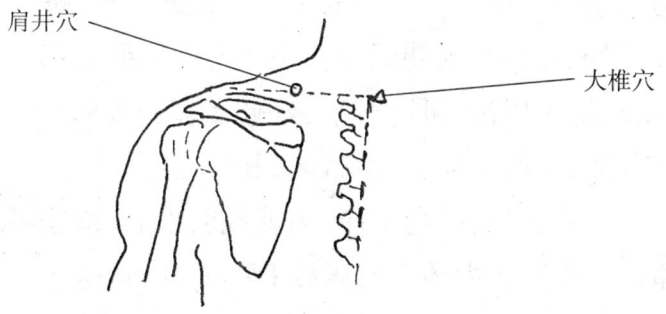

图1　大椎穴：第七颈椎棘突下。
　　　肩井穴：大椎穴(督脉)与肩峰连线的中点。

出凉粘汗者,均可采用拔罐疗法。拔大椎穴的方法,每次拔10分钟,可隔一日再拔,以天气好时为宜,拔后轻轻按揉,以防拔后受风寒。七至十次为一疗程。

②半边头的按摩

头部与躯体之间的神经走向是呈交叉形,一般右侧上下肢活动障碍是由于左半脑的病变所致,所以患者就可以用自己的左手呈半握拳坐在桌前将胳膊肘落在桌面上,用握拳的指关节按压左半边头,去找半边头的痛点。一开始痛点较多,有的多达十来处,慢慢就开始减少,直至剩下二三处或一二处痛点,痛的程度也会随着按摩逐渐减轻,注意的是当按准痛点时不要移动,就是不要来回搓,那样不但容易损伤头发也会扯的头皮疼。每个痛点可按3至5分钟,每天按二至三次,没有疗程和时间限制。中风不中风的人都可以按,随时都可以按,可防可治,好处多多。头部的两侧分布有上、下肢运动区,语言区,和视觉区。按半边的痛点是以痛为疏、通则不痛,痛就说明不通,按通了就不痛了。半边头中还有血压点(见图2),这是我在临床上发现头部的一个敏感点。开始按摩此处对偏头痛效果不错,后来发现对高血压引起的头痛也非常有效;最后得到验证:不仅对各种原因引起的头痛有效,并有明显的调压作用，还可缓解美尼尔综合症。如何给这个点命名？一时难以定夺，便暂命名为"血压点"。我体会按摩此点之所以有效果，是能够达到解痉挛的作用。按摩时此对称的血压点也包括在其中，具体位置在太阳穴的上一指，定位后再朝后一指，一指相当于1厘米，血压偏高不正常的，或伴有头晕头痛、头胀等一些症状者，都要把血压点的按摩作为一个重点，每次10分钟，每日二至三次，也可随时按压。

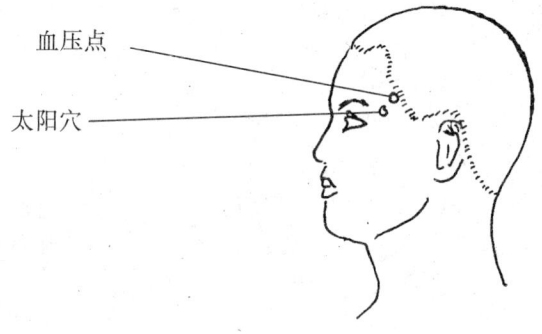

图2　血压点：太阳穴上一指(1厘米)
　　　　　　　后一指(1厘米)。

③按摩百会穴

百会穴为百脉交会之意，在人体头的顶部，两耳尖连线与头上前后正中线交会处即为百会穴（见图3），人体阳经都循行于头，足厥阴肝经也达颠顶，是人体重要穴之一。解决头上的病症比较全面，都要用到，对高血压、低血压都有作用，对肝阳上亢或清阳不升有着双向调节的作用，对中风不语，对中风后易发的脑萎缩都有预防和康复作用。经常按摩促进头部的血液循环，促进瘀血的吸收，刺激脑细胞活跃，减轻症状，增强记忆力都有显著的效果。百会穴四周有四神聪穴，经常按就聪明（见图3）。

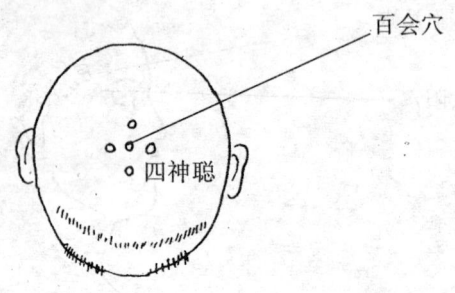

图3 百会穴：后发际正中直上7寸。
　　　四神聪：百会穴前后左右各1寸处。

具体方法：先将患者患侧手的食指和大拇指的指端相接呈一个圆状按在百会穴处，用健侧的手牵住患侧手的其余三指，按在百会穴处左旋转三四次，再右旋转三四次,每次做 10 分钟,身体要放松,姿势要自然,双眼轻轻闭合,呼吸要调顺。注意许多人做时位置有些靠前,最好在头顶有坑处一起按效果最佳。每日最少做两次,上午 10 点钟左右做效果更好些,随时感觉没精神就随时做,做完一睁眼就感觉头清眼亮非常舒服而精神。

颈头三个部位,称为头上三法,如果按顺序来做更为规范,就是先做颈椎再做半边头最后做百会穴的按摩。都做完后做十几次的干梳头,这叫锦上添花,最为完美了。虽然辛苦一点,却换来了健康和舒服。

3. 上肢分为两部分:肩和手、肘

①肩

虚证表现无力发酸胳膊不能上举,严重的肩臂处出现缝隙为气血虚,这种类型的常伴有气短或善太息,就是常有大喘气现象,心肌缺血,大脑缺血氧,感情脆弱常易哭泣。长期手臂下垂静脉血回流困难造成手发胀。重点按患侧天宗穴(见图 4),具体方法:坐在小板凳上,将肩后对准桌子角,活动身体,让桌角按肩后的天宗穴,非常省力,自己用健侧手经常按患肢的曲池穴(见图 5)合谷穴(见图 6)。大枣补气血,把大枣放铁锅炒一下,每日早晨用开水冲泡四至五枚大枣代

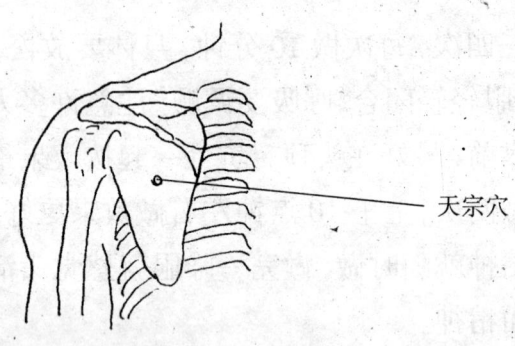

图4 天宗穴:肩胛骨岗下窝的中央。

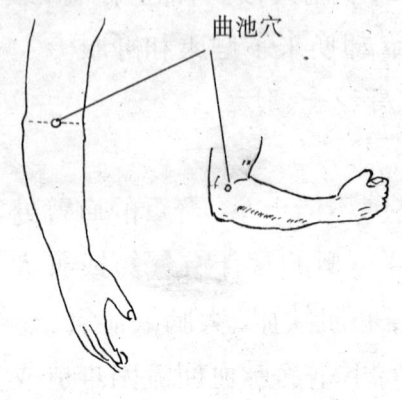

图5 曲池穴:屈肘,成直角,当肘横纹外端与肱骨外上髁连线的中点。

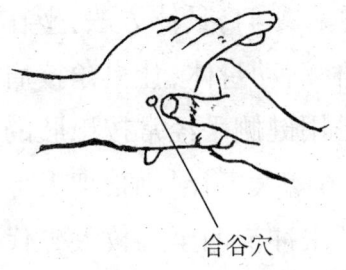

图6 合谷穴:手背第一、二掌骨之间,约为第二掌骨中点处。

茶饮。有条件的可服用西洋参,口含、泡水均可。

实证:表现疼痛或痉挛,用健侧的手去拨腋下的大筋,此处正是心经的极泉穴(见图7),拨动时麻胀的感觉有时会放射到手指部位,像有这样的感觉效果就不错,做一回有三次这样情况就可以了。手臂不能朝身后背,用健侧的手指拨动肩前的大筋,就是在腋下极泉穴前面的这根大筋。如果手臂不能向面前伸,则拨腋下面的那根大筋。

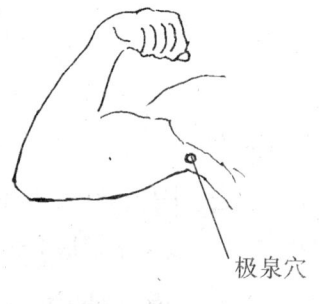

图7　极泉穴:腋窝正中,
　　　腋动脉搏动处。

极泉穴

我们虽然把临床症状做了虚实的分类,但实际情况并非都是如此的典型,患者常是既有实证的表现,还有虚证的症状,这叫虚实夹杂。操作时要根据实际的情况进行针对性地选择,中医称辨症施治,既有基本的原则还要有灵活的变通,不可生搬硬套。比如中风病进入稳定期就可以开始进行功能锻炼,初炼时难度要大,可以采取比较省力的方法,仰卧在床用健侧的手抓住患侧的手高抬活动肩部。每当睡醒后先活动哪个部位,气血就优先供给哪个部位。注意功能恢复重点要从大关节的锻炼逐渐至肢体末端。

②手和肘

按摩手上八邪是八法中的一法,用健侧的手去按患侧的八邪穴(见图8),具体的方法:是将健侧的食指回蜷,用食指关节的顶部侧着依次顶住八邪的每一处,做上下按动,不要在皮肤上做来回地搓动,而是固定好穴位做上下的按动。每处做3-5分钟,一日最少做两次。

虚证就是无力发凉的或肿胀的,还可以加按手心面的指根部(见图9),具体的做法:用健侧的大拇指回蜷,用指关节的顶端刮患侧手的指根处,从食指根部开始一直刮至小手指处的外侧面,力度要均匀,并要有一定的渗透力。至于次数是有任务没定额,有时间就做个十几次,一天最少做三次,泡脚时下面泡着脚上面做着八邪和刮指根部,这样既省时还效果好。

肘不能伸展,用健侧的手拨肘关节内侧的大筋,也是横着拨,此处在手太阴肺经尺泽穴的内侧(见图10)。凡属痉挛伸不展的除此处拨筋外还可在此处贴

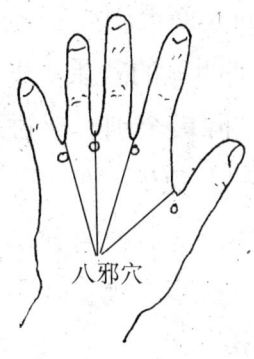
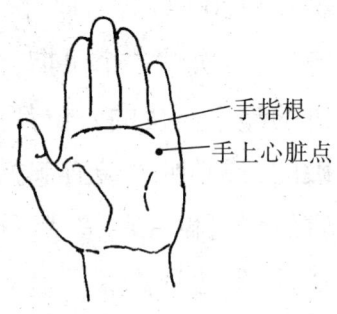

图8 八邪穴：手背各指缝中的赤白肉际，左右手共八穴。

图9 手指根：二三四五指根处。
手上心脏点：手掌心四五指缝下。

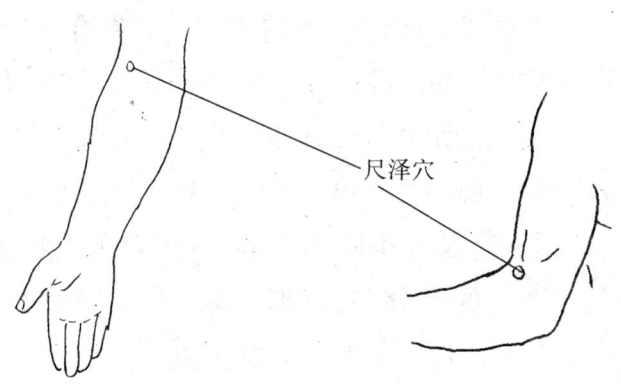

图10 尺泽穴：肘横纹中，肱二关肌腱桡侧缘。

磁片（1200高斯的即可）。放在紧绷的大筋上用胶布固定好，一次贴一个星期，一般都能见到明显的效果。我讲的痉挛所按的穴位都可以用磁贴，除极个别对磁过敏的，或心脏安装有起搏器的不得使用，免生意外。贴磁后仍可做一些按摩。磁具有镇痛镇静、消炎消肿之功效，但要远离家用电器、机械手表及磁卡等物。

4. 腰胯部分，为八法中的第六法

中风病造成的半身不遂主要活动障碍在关节部位，因受到筋和肌肉以及气血的影响，功能发生障碍，腰和胯是关节中的老大。又因腰为肾之府，肾主骨生髓，主一身之阴阳，久病伤肾，平衡阴阳腰部大有文章。由于久坐影响了腰背、腰胯的血液循环，严重的还发生一些病变，腰作为肾的大本营，要给予足够的重视，阳虚生外寒发凉，怕冷遇凉病情加重的，有风湿，不爱动，不想动的要补阳，助阳，通阳去寒。腰部的命门穴就是关键（图11），可采用拔罐法，腰膝无力酸软、口干性急及大小便不正常，可采取阴阳共调，选用命门穴两旁的肾俞穴。急则治标，缓则治本，肾为水火之宅，平衡阴阳就是抓住了根和源。

具体做法：①打通督脉；②活动腰胯；③轮打肩腰；④摆动腰胯。

①打通督脉:督脉行于人体躯干腰背正中由颈入脑,督脉统领一身之阳经,阳是生命动能,是气血循环,新陈代谢,消化、吸收、排出的动力。打通督脉意义重大。具体方法可在命门、至阳、大椎穴处拔罐(图11),拔罐后可贴磁片,还可结合用腰背撞树、撞门框都可起到疏通的作用,有条件的可由家人帮助按摩督脉。

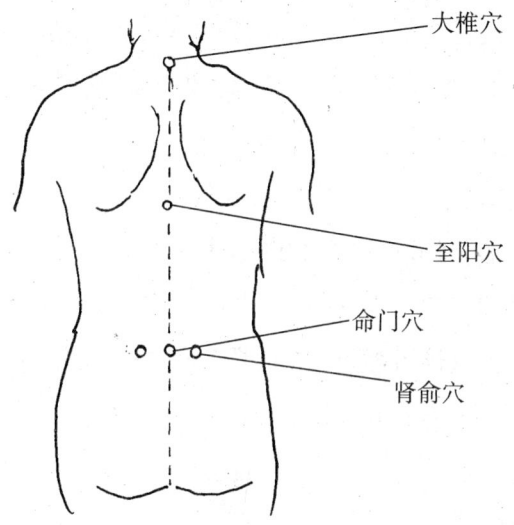

图11 至阳穴:肩胛骨平行的正中间,第七胸椎棘突下。
命门穴:第二腰椎棘突下(肚脐对着背合的正中间)。
肾俞穴:第二腰椎棘突下,旁开1.5寸。

②活动腰胯：仰卧平躺在床，床的硬度不宜太软，将双手半握拳垫在腰胯下，做身体左右的晃动，用拳尖对准腰胯间的穴位，通过摆动腰胯达到按摩的目的，双手可做移动，对准腰胯的痛点，这是自我按摩腰胯的一种简便方法，可称为懒功，也可称半自动化。对于用手垫腰胯有困难的可选用物体来代替，如用鹅卵石，把鹅卵石固定在一个平面上，垫在腰胯下，但要注意，鹅卵石的摆布应避免与腰椎接触，防止伤骨，感觉要以能承受住为宜。如感觉强度太大可在卵石上垫些毛巾增加柔软度，既要舒服，又要有刺激度。

③轮打肩腰：这已在第一册中做了详细的介绍，就是半握拳，甩开双臂交叉轮打肩和腰，一定要把腰胯扭动起来，才能有较好的作用。

④摆动腰胯：也在第一册中做了介绍，这是俯卧在床，翘起双侧小腿，左右摆动，开始摆动的幅度要小，根据自身情况逐渐增大，切不可贸然过大，过猛，以防不测，尤其腰椎有病患者，提醒要更加注意，首先要保障安全。

5. 下肢部位：膝的活动为第七法

膝关节僵硬和无力是中风后遗症最常见的两种症状。走路提胯，迈步腿划圈，主要因为膝关节不能打弯。具体做法:①拨患侧膝盖两侧大筋;②按压膝上两点;③按摩膝下胫骨两侧;④轮打患侧大腿两侧;⑤磕打承山穴。共五种方法。

①拨膝盖两侧大筋(见图 12)

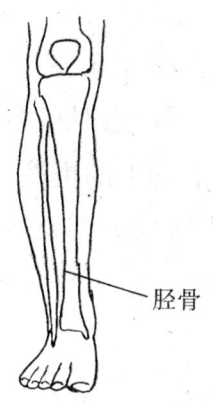

图 12　胫骨内侧为脾经。
　　　　　胫骨外侧为胃经。

用健侧的手去拨患侧两侧的大筋,一般是膝盖内侧的大筋为重点,随着大筋不断变软,膝盖也随之变得灵活,一般不定时,不定量,全凭自己的毅力和坚持,如果要规范地做,一日两次,一次最少 10 分钟,这是最低的标准。

②按压膝上两点

取穴位置:屈膝呈 90°,膝上四横指,大腿横面均分三等分,就在分三等分的这两个点上(见图 13)。患者坐在稍矮一点的凳子上,用患侧的胳膊肘尖部按压在其中的最痛的一个点上做左右方向的按摩,按摩一个点后,再按另一个点,一个点一次按10分钟才会有明显的效果,一天最少两次。

③按揉膝下胫骨两侧

沿患侧胫骨的两侧,从膝盖下开始,进行揉按,就是一边做旋转的揉,一边往下走着按(见图12),一直按揉至昆仑、太溪穴(见图14),当揉按到痛点时可多做一会揉按。揉按一次后,再做一次从上到下的推按,就是只按住往下推,不做揉的动作,推按的力度要适中,两种方法各做一次为一个组合。为了方便得以用力,在做小腿上半部分按摩时,可将按摩的手放在小腿前面来按,按小腿下半部分时可将按摩的手放在小

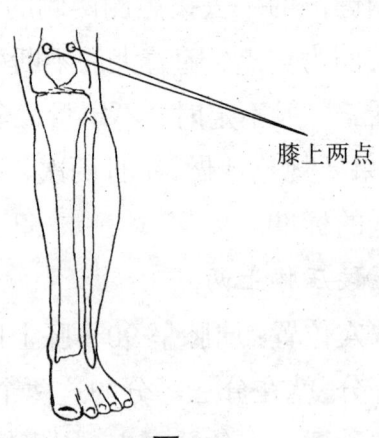

膝上两点

图 13

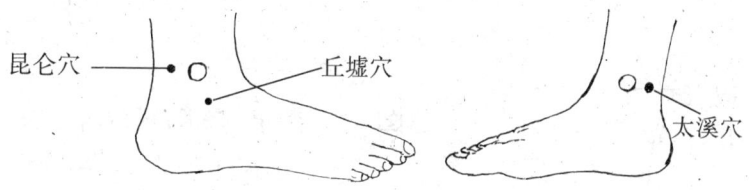

图14 昆仑穴：外踝高点与跟腱之间凹陷处。
太溪穴：内踝高点与跟腱之间凹陷处。
丘墟穴：外踝尖缘前下方，趾长伸肌腱外侧凹陷中。

腿的下面来按，这样感觉顺手准确到位。一次可以做九个组合，一日最少两次。

④轮打大腿内侧

中医对中风病半身不遂造成的肢体障碍，有这样一个叙述："大筋软短，小筋驰长。"还有一句"阴脉拘急"的解释。中医讲的筋被现代医学称为肌腱，内脚不能着地，或脚跟不能着地，都是拘急造成的，中医称内侧为阴，用患侧的手半握拳，用小指处的拳头侧面，晃动上身敲打大腿的内侧，可随时做。

⑤磕打承山穴（见图15）

俯卧在床时，小腿翘起用健侧的小腿去磕患侧的承山穴。也可坐在椅子上，前面放置一个木凳，固定

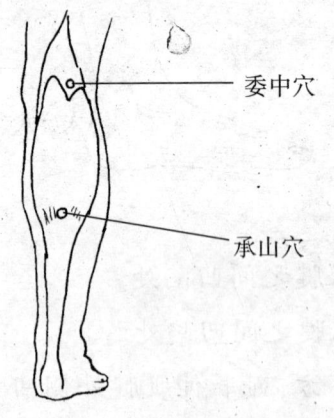

图 15 委中穴：腘横纹中央；承山穴：小腿后面正中出现"人"字形的凹陷处（委中穴与昆仑穴连接的中点）。

好，将双腿搭在木凳的外边处，恰好双腿的承山穴正压在凳子边上，放松双腿，双手轻放双膝上，双手做左右的摆动，这样就起到了按摩承山穴的目的和效果，对于腿肚子抽筋，腿肚子发酸和足跟不能着地最为适用。这种方法也称作半自动化的懒功。

对于体胖，有痰湿水肿，高血脂，便秘的患者，多选用丰隆穴（见图16）、足三里穴（见图16），水肿选三阴交穴（见图17）。

对患有糖尿病并发中风的患者多选用大腿小腿内侧的一些穴位，如血海穴（见图18）、阴陵泉穴（见图17）、三阴交穴（见图17）和太溪穴（见图14），对腰、膝、脚酸软无力的多选用膝盖后的委中穴（见图15）、

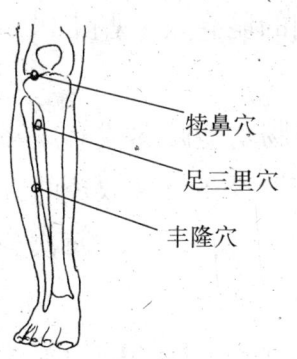

图16　足三里穴：犊鼻穴下3寸，胫骨外一指处。丰隆穴：外踝高点上8寸，相当于外膝眼与外踝尖连线的中点，胫骨前缘外开二横指处。

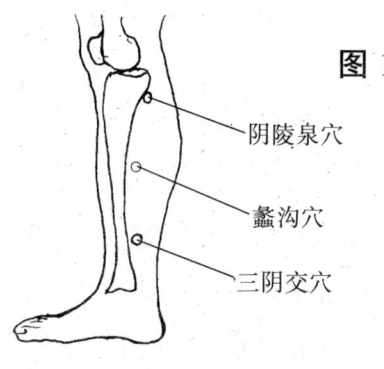

图17　阴陵泉穴：胫骨内侧髁下缘凹陷中。蠡沟穴：内踝高点上5寸，胫骨内侧面的中央。三阴交穴：内踝高点上3寸，胫骨内侧面后缘。

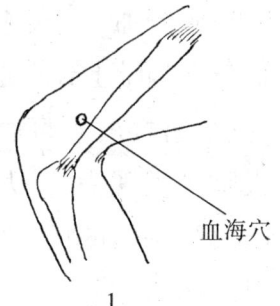

1　　　　　　　　　2

图18　血海穴：髌骨内上缘上2寸。

足三里穴(见图16)和脚踝两侧的昆仑穴(见图14)、太溪穴(见图14)。

对于气血虚,血压低,脾胃肠功能减弱或有虚寒症的,周身无力,心慌气短,畏寒怕冷还可采取灸的方法,用艾条点燃灸足三里(见图16),每日一次,每次灸20分钟。

对病后初期走路,尽量要求规范,所谓的规范就是高抬腿、屈膝,脚要落稳地,不可慌张匆忙擦地或拖地行走,防止摔跤。

6. 大脚趾的按摩:八法中的最后一法

脚是人体循环的末端,也是神经的末梢,最为敏感。当中风前常有大脚趾肚或凉、或麻、或痛,只是没能引起人们的高度注意,孰不知这是身体向我们发出的警示信号,因为知识的欠缺造成之后中风的发生。中医基础理论讲:"心主血,肝藏血,脾统血。"人体主血的三条经络其中两条经络终始在大脚趾上,一是肝经,二是脾经,大脚趾发生病变,其危害性就不言而喻了。再从足部反射区学说来讲,大脚趾表现头,在大脚趾上分布有我们大脑、小脑、脑干、脑垂体的反射区,一旦大脚趾出现异常如趾肚出现小出血点,按之不退,常是脑出血的信号。又如:大脚趾肚出现呈倒状三角形的皱纹,预示脑萎缩,所以大脚趾肚的变化非常值得我们高度注意。大脚趾肚的按摩,既能观察和预防,也是中风病康复和防复发及预防中风并发的脑萎缩的重点。其方法十分简单,按、揉、搓、敲打、摇、押均可,其目的就是要起到活动和刺激的作用,次数不限,保持经常,力度适中,过轻无效,过重心脏不好的难以承受,最好两只脚都要做,以防另一侧发生病变。

中风病的自我康复八法,基本介绍至此。八法中的任何一法可以单独做,也可以系统做,还可以根据具体情况结合其他治疗配合做。其特点简单、方便,一般不受条件的限制,随意性很强,但又有其规范性的特点,它的基本要求是要在三部曲全身也就是整体调整的基础上实施。系统的运用八法也具有整体调整的意义和作用,同时还具有局部加强的双重效果。希望在做中悟,悟中做,不断地提高理解,使操作规范和熟练。中风自我康复八法立足于把健康的主动权握在自己的手里,自己学做健康的主人。用自然的心态,做自然的疗法,享受自然带来的健康,幸福和快乐。一分耕耘,一分收获。疾病可以把我们身体打倒,但我们的精神支柱不能倒,面对着疾病就是敌人,在敌人面前不能言败,坚持再坚持永不放弃。实践证明坐轮椅二十余年的中风后遗症患者,在一年多的努力下,竟奇迹般地能走四五里路,老太太不但能自理,还能做一些简单的家务活,靠自己改变了命运,提高了生活质量。一句话就在于毅力和坚持不懈的努力。

7. 病例简介:

① 1995年在东北辽原市,姓孟的一女士,46岁,中风后住院治疗三个月,花掉家中全部的积蓄三万多元,因无钱再治只能出院,当她被抬回家中,希望全部破灭,整天卧床,大小便不能自理,再也无钱吃药治疗。在与她通话时她大声哭泣,要求救救她,之后告之用红花煮水一日泡两次脚,一个星期后居然自己能坐起来,还能靠着床边摇动两条腿。

② 还是在辽原,一位中风后遗症的老太太恢复到能自理,只是患侧的腿脚踩地发虚有不实感,后告之按半边头,五天之后问其有啥变化,被告之已经参加老年的秧歌队了。

③ 2002年在黑龙江省佳木斯市,一位中年坐轮椅的中风患者,找到我诉说,生活困难,跟妻子已经离异,无钱医治,手握拳不能伸展,操作轮椅十分困难。我将两片磁给他贴在患侧的内关穴(见图19)、外关穴(见图19),一个星期后他来告诉我非常有效,手已

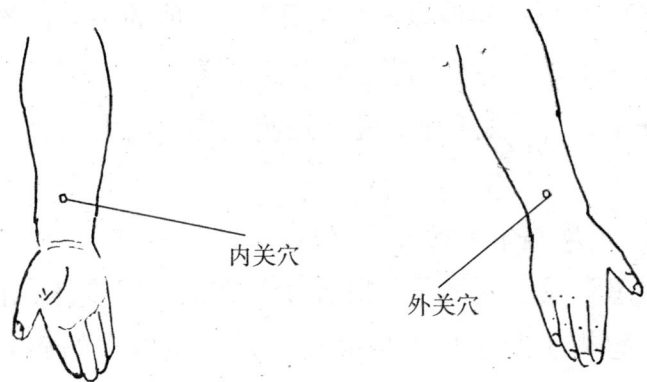

图 19 内关穴：腕横纹正中直上三寸两筋间；外关穴：腕背横纹正中直上二寸，桡骨与尺骨之间。

能伸展，并表演给我看。

④ 2004年在陕西宝鸡市，一位老先生中风后右手恢复不满意，手指活动吃力，不灵活。告之没事就按左半头痛点，一个星期后见面给我做表演，双手同时活动相差无几，基本恢复正常。

⑤ 2007年在山西太原，在宣传自然疗法的座谈会上，我问了一句"谁患肩周炎，胳膊抬不起来，我给大家做个示范。"停了一会儿，一位五十来岁的先生才答腔。我们先让他抬一抬胳膊，看能抬多高，然后经按摩患侧的天宗穴（见图4），大约五分钟左右，再让他抬胳膊，一下非常利索地抬起来了，赢得了在场所有

人的掌声。当我问他患肩周炎几年了,他的一句回答让人哭笑不得,他说我得的是半身不遂。

好了,例子太多了,说上几例只是想给大家打打气。

8. 中风病常见的几个误区

①患者及家属两眼只盯住了外在的症状变化,往往容易忽视引起中风的发病原因及产生内在的病理变化,提醒要注意标本兼治。

②患者中风后不单纯身体发生变化,要注意情绪和思想上的变化:急躁、失落、灰心丧气是常有的。会起伏不定,反反复复,要注意心理上的疏导。在功能锻炼时也常会出现情绪上的忽冷忽热,锻炼次数忽多忽少,锻炼时间上忽长忽短和意志不坚定。

③中风后大家都在关注什么时候能康复,却缺少防复发的警惕,春秋两季是中风病的高发期、加重期和复发期,千万不能大意,防复发和恢复同等重要,如果科学地讲相比之下防复发更重要。应在保证不复发的前提下,不断取得进步,这才是正路。

④中风发病后,患者几天都不能解大便,许多家属都认为从病后没有好好的吃东西,哪来的大便呢,实践证明多数情况是错误的判断。疏通大便对病情的

稳定与康复意义很大,希望家属特别留意。

⑤有的患者家中条件较好,伺候得比较周到,却忽视了调动患者的积极性。应在保证安全的条件下,让患者多做力所能及的事情,有利功能的恢复和早日生活自理。

⑥病情较重、病程较长的患者最易发生脑萎缩。患者不配合,有时还抵触,很不容易管理,有时言行不近人情,让人生气,性格、情绪变得不可理喻,实属病态。家属不知,时常报怨,有的是因为脑动脉硬化造成的。知识多一点,认识就会清楚一点,老小孩往往比小小孩还难伺候。明白了道理心情就会好了很多。

⑦有些患者和家属在恢复期还过分依赖吃药治疗,除必需和必要的吃药,应该把重点转移至调理。

⑧许多中风患者由于治疗的及时正确,恢复的情况非常满意,有的认为从此以后完事大吉,或是开始时还十分注意,时间一久就慢慢放松警惕,一旦复发,前功尽弃,千万不能大意。

· 走出健康认知的误区 ·

跋

——此丛书编辑的缘起

本书开篇"作者的话"中,李振军先生便提到了作为责编的我在他的第一本书《李氏自我养生康复法》出版中所起的作用。他所讲的事实大致不错,然而他的评价却是断不敢当的。李先生出于感谢之心可以这样认为,而我却真不能以此为是。书是作者写的,这就如孩子是母亲生,助产士再优秀也只是助产而已。所以,对于李先生的前一本处女作,我也只是尽了点编辑之责罢了。

面对如今《李氏自我养生康复法》受到广大读者的欢迎、认可,发行量已攀至24万册的态势,无论是作者还是出版社当然都是欣喜的。如果回顾起初,说我还真起了点作用的话,也全在于主观上凭了直觉和责任;客观上靠了职业和机缘。与李振军先生合作乃至推出第一本书纯属一个偶然的机缘:我的挚友孟宝

跋

丽女士在我腰受外伤康复期间,建议我听听"李氏健康讲座",连续听了十天,我便决定面见作者,因为直觉告诉我:如果将讲座形之于文字,将会惠及更多的人;以作者所讲的水平,也值得我认真主动地去做!而李先生在来太原讲之前,足迹已遍及全国二十多个省市一百多家电台,历时十年有余,早有成书之意,只是"隔行如隔山",苦于碰不到契机的门径,加之工作又很忙,以至到了太原才有了我在第一本书"编辑前言"中所述的种种——纯属因缘际会吧。

这本小册子之所以受到大众推崇,是有它深层的原因的:一、最大的特点是它的实效性,方法简单到无法再简单——各阶层的人都可读懂学会。这是将可实施的自然医学融入日常生活、学习、工作等活动中的大众医学。二、最大的优势是不受时间、地域、气候条件的限制,不需器材等经济上的投资,男女老幼、健康的、亚健康的、病轻的、病重者随时随地都可以做。三、最难得的是让主动权回归自己,调动自身的责任心和积极性,让每个人为自己的健康做主、为自己的生命负责。因为这世上最了解身体状况的还是你自己。四、最关键的理念是排毒,清理了肌体内的风、湿、邪、毒、瘀、滞,达到了上下、内外的通畅,身康体健也就是必然的。五、最核心的内容是将人体视为整体,明确抓根治本,溯源辨证,全身调理。六、最基础的理论是预防保健,三分治疗,七分调养,将紊乱的功能,失衡的机体,受损的免疫系统,通过自身积极主动的调节而恢复正常。这么简单的方法却产生了如此有效的作用,恰恰证明了"大道至简"这一至理名言!因为简单,所以最便于推广和普及;因为系统成套,所以安全、有效;因为适用、省钱,所以有旺盛的生命力。从另一方面讲,这实际上是把几千年积淀的中华民族的医学瑰宝还交于人民大众,自然也就是对传统中医药学最好的传承和发扬。

所有这些,还真如作者从出书始便预见的那样——《李氏自我养生康复法》由开始在全国同类养生保健书目中并不引人注目的稳步前行,走到了荣获"2007年度全行业优秀畅销品种"的全国性奖;2008年又登上了《中国新闻出版报》5月9日图书销售排行榜的前十名,而这期的前十名中还有很红的《于丹〈论语〉感悟》与《明朝那些事儿》。与此同时在2008~2009年《中国图书商报》生活休闲类畅销书的排序中也屡屡榜上有名。之所以有此业绩,这与本书贴近实际、贴近生活、贴近群众,切合当今大众注重健康的理念有关;

· 跋 ·

也同我们李广洁社长睿智的理解决断、鼎力的支持、各个环节默契的配合密不可分；更同作者在推广自然养生康复法中的执著与不懈努力有着直接关系；也同他将宣传平台由山西成功扩展到外省乃至首都北京有着不容忽视的关键作用——成绩真是源于各方的合力！

在这《李氏自然疗法丛书》的第二本《走出健康认知的误区》即将出版面世之际，令我更感慨以系之的是：面对第一本已取得较好效益的态势，不断有同行通过各种渠道以更优厚的条件同作者约第二本书的出版权。李先生却志存高远，他想的是如何将这套以预防为主的自然疗法为关注民生和国家医改尽些力；念的是其初始，寂处十余年而未遇契机的未名时我主动约请他写书的那份情义！从那时起，我们始终是相互尊重，彼此信任的君子之交和精诚合作者。在许多人只看到名利的现时，这份信任与友情，令我倍感真诚与厚重！因为从更大的层面上讲：中国是农业国，解决十多亿人口的健康，对于发展中国家来讲绝非易事！而发挥每个人的积极能动性，让每个人为自己的健康主动负责，在提高全民健康生活质量的同时，国家就可以放下沉重的医疗费用的大包袱，将财税用于更需要的基础教育和科技兴国等处。作为一介"草医"的作者和布衣编审的责编，能借图书这个载体为广大民众尽些微薄之力，实在是欣慰之至的事。

现令我忐忑的是：面对广大读者对第二本书的期待，作者和我都同样感到压力的沉重——因为期望值过高，失望系数往往也会增多。可实际是世间任何事物都难完美无缺，更况一本书？作者尽心竭力了，责编尽职尽责了，就希望广大读者能以宽容的态度待之，以真诚的态度提出意见。有了读者及同行的帮助，相信这第二本书也会在重版的过程中逐步完善的。

最后想说的是："真情是编辑境界的灵魂，这是一种平凡而又高远的境界。"若能通过自己责编的书为读者送去一分赤诚，让我们的精神家园绿树浓阴，春风化雨，使大家在获得健康的同时，更感受到精神的提纯与升华，那么，就可无愧编辑这个职业了。这种心情，正如我的同仁在《走向编辑灵魂的圣坛》一书的一篇文章中所写：以自己的努力，借别人的作品，为人世间留下一丝有用的痕迹——编辑，如此而已！

本书责编　赵世莲

2009年8月于太原